Klaus Oberbeil

Vorsicht, Salz!

Klaus Oberbeil

Vorsicht, Salz!

Wie das weiße Kristall unseren Körper schädigt und was wir dagegen tun können

Mit einem Vorwort von Prof. Dr. Walter Zidek

Herbig

Die Informationen, Tipps und Hinweise in diesem Buch sind vom Autor nach bestem Wissen und Gewissen zusammengestellt, von Autor und Verlag sorgfältig geprüft worden, dennoch kann keine Garantie übernommen werden. Jegliche Haftung des Autors bzw. des Verlages und seiner Beauftragten für Gesundheitsschäden sowie Personen-, Sach- und Vermögensschäden ist ausgeschlossen.

Besuchen Sie uns im Internet unter
www.herbig-verlag.de

Umschlaggestaltung: Wolfgang Heinzel
Umschlagfoto: Norbert Hellinger
Lektorat: Gabriele Berding
Satz und Herstellung: VerlagsService Dr. Helmut Neuberger
& Karl Schaumann GmbH, Heimstetten
Gesetzt aus: 11/15,4 Punkt OptimaBQ
Druck und Binden: GGP Media GmbH, Pößneck
Printed in Germany
ISBN 978-3-7766-2635-3

Inhalt

Vorwort

Der Hunger nach Salz ist – wenn man einem Standardwerk zum Thema Salz glaubt – ein Urtrieb, vergleichbar mit Durst, Geschlechtstrieb oder Mutterinstinkt. Tatsächlich war lange in der Geschichte der biologischen Evolution der Mensch von Salzmangel bedroht. Dass auch heute in Zeiten des Überangebots an Salz dieser Urtrieb noch nicht erloschen sein kann, wird verständlich, wenn wir die relativ kurze Spanne bedenken, die durch das Überangebot an Salz gekennzeichnet ist.

Wenn man die Dauer der Menschheitsgeschichte mit einer Stunde gleichsetzt, haben wir nur für etwa fünf Sekunden ein Nahrungsangebot ähnlich wie heute (nach Emil Küng: »Arbeit und Freizeit in der nachindustriellen Gesellschaft«). Unser Organismus ist also nicht auf die heutige Salzüberflutung eingerichtet. Die wichtigste, aber nicht die einzige Folge der Salzüberflutung ist der Bluthochdruck. Etwa 40 Prozent der erwachsenen Bevölkerung leiden in unserer Gesellschaft an Bluthochdruck. Schlaganfall, Herzinfarkt und Nierenversagen, aber auch die immer häufiger werdende Demenz sind die wichtigsten Folgeerscheinungen des Bluthochdrucks.

Gemessen an den zum Teil teuren und mit Nebenwirkungen behafteten Medikamenten ist die Salzbeschränkung wahrscheinlich die nebenwirkungsärmste, kosteneffektivste und natürlichste Art, den Blutdruck zu senken. Es ist daher nur zu wünschen, dass die Erkenntnisse des vorliegenden Buchs weite Verbreitung und vor allem auch Anwendung finden.

Prof. Dr. med. Walter Zidek
Klinikdirektor und Leiter der Abteilung
Endokrinologie, Diabetes und Ernährungsmedizin
Universitäts-Klinikum Charité Berlin

KAPITEL 1:

Salz: Nahrungsmittel mit zwei Gesichtern – die schädliche Seite

- Wir brauchen Salz – aber nur in kleinen Mengen
- Das weiße Kristall als Feind unserer Gesundheit
- Was Wissenschaftler über Salz sagen
- Warum ist zu viel Salz so schädlich?
- Die Folgen von übermäßigem Salzkonsum
- Ein Blick in unsere Körperzellen
- Salz als volkswirtschaftlicher Kostenfaktor
- Wie uns die Lebensmittelindustrie manipuliert

Wie das weiße Kristall unsere Gesundheit zerstört

Unser Körper wünscht sich Nahrung in der Zusammensetzung, wie sie von unseren Vorfahren und Urahnen auch schon vor Tausenden von Jahren genutzt wurde. Denn an deren feine Komposition an Biostoffen haben sich unsere Gene und unser Stoffwechsel angepasst. Wenn bestimmte Nährstoffe, wie z. B. Mineralien oder gesättigte Fettsäuren, im Übermaß in Lebensmitteln enthalten sind, wird diese Feinabstimmung gestört. Dies trifft speziell auf Salz zu, das wir für unsere Gesundheit dringend benötigen, das uns aber bei Missbrauch auch schaden kann. »Noch gesundheitsschädlicher als Fett oder Zucker« – so urteilen moderne Ernährungswissenschaftler über den weißen Geschmacksspender. »Erst wurde zu Recht der übermäßige Verzehr von gesättigten Fettsäuren in Wurst oder Fleisch gegeißelt, dann war es der süße Verführer Zucker als Bedrohung für unsere Gesundheit. Inzwischen stellt sich heraus, dass Natriumchlorid – so die chemische Zusammensetzung für Salz – noch weit mehr für Übergewicht, Nervosität, Schlafprobleme oder Herz-Kreislauf-Störungen in unserer Bevölkerung verantwortlich ist.«

So nach und nach entschlüsselt wird diese Rolle des weißen Kristalls erst jetzt, durch die hoch verfeinerten Analysemethoden der Nanotechnologie. Zellforscher blicken heute wie durch ein Schaufenster mitten in unsere Körperzellen hinein und beobachten, welch verheerende Wirkungen Salz in unserem Stoffwechsel und in unserem Gewebe auslösen kann. Wir benötigen täglich nur etwa drei bis vier Gramm Salz für unseren Natrium- und Chlorid-Haushalt, viele Menschen nehmen aber pro Tag die sechsfache Menge zu sich, manche sogar bis zur zehnfachen Menge. Dabei decken wir beim Kochen und Zubereiten gerade mal zehn Prozent unseres gesamten Salzkonsums ab, gefährlich für unsere Gesundheit ist auch nicht der Salzstreuer auf dem Tisch, sondern die 80 bis 90 Prozent an verstecktem Salz in industriell hergestellten Lebensmitteln.

Ärzte gegen Salz

- Dr. Isabelle Keller, Deutsche Gesellschaft für Ernährung: »Bei erhöhtem Konsum wird Salz ungesund, bei einem Verzehr von einem halben bis einem Gramm Salz pro Kilo Körpergewicht kann Salz sogar tödlich wirken.«
- Professor Dr. Wolfram Delius, Wiesbaden: »Besonders gefährdet sind Personen, die an Bluthochdruck oder Diabetes leiden. Diese Menschen dürfen ihre Speisen auf keinen Fall nachsalzen.«
- »Finger weg von allen salzreichen Konserven, Mikrowellen- und Tiefkühltruhenprodukten«, empfiehlt Prof. Dr. Walter Zidek, Direktor der Klinik für Nephrologie an der Uniklinik Charité in Berlin.
- Dr. Iris Lehmann, Sprecherin für die Nationale Verzehrstudie II des Max-Rubner-Instituts in Karlsruhe: »Unsere Studie warnt vor einem verhängnisvoll hohen Salzkonsum. Frauen

schneiden dabei noch besser ab als Männer. Sie sind im Allgemeinen vernünftiger, essen weniger stark gesalzene Lebensmittel.«

- »Wir könnten mit einem Gramm Salz pro Tag auskommen, essen aber zehn Gramm«, erklärte im April 2009 der Marburger Medizinprofessor Joachim Hoyer auf dem Kongress der Deutschen Gesellschaft für Innere Medizin in Wiesbaden. »Darauf ist unser Körper nicht eingestellt. Sogar Brot enthält meist zu viel Salz.«
- Silke Restemeyer, Ernährungsexpertin bei der Deutschen Gesellschaft für Ernährung, warnt vor dem versteckten Salz in Wurst, Käse, Fast Food und Fertiggerichten: »Salz bindet Wasser im Körper, belastet die Organe. Da müssen die Nieren mehr arbeiten, das Herz mehr pumpen.«

Auch Professor Hellmut Mehnert, Präsident der deutschen Diabetes-Union, warnt: »Zu viel Salz erhöht den Blutdruck – mit oft beträchtlichen Folgeerscheinungen«.

Wissenschaftliche Studien

Portugal zählt zu den Ländern mit der höchsten Rate an Schlaganfällen. Jetzt hat die portugiesische Hypertonie-Gesellschaft dem Salzkonsum den Kampf angesagt, angeführt von Dr. Luis Martins aus Porto. Studien der »Portuguese Action Against Salt and Hypertension« kamen zu dem bestürzenden Ergebnis, dass der durchschnittliche Salzkonsum in Portugal bei zwölf Gramm pro Tag liegt. Das heimische Brot enthält bis zu 20 Gramm Salz pro Kilo, um die Hälfte mehr als das Brot in anderen europäischen Ländern. Dr. Martins' Medienkampagne führte jetzt dazu, dass das portugiesische Parlament per Gesetz vorschreibt, nicht nur den Salzgehalt von Lebensmitteln auf Etiketten kenntlich zu machen, sondern auch den Salzgehalt im Brot auf maximal 14 Prozent zu senken.

Die US-Wissenschaftlerin Dr. Nancy R. Cook berichtete im Fachmagazin »British Medical Journal« über eine interessante Studie zum Thema Salzkonsum. Die Versuchspersonen wurden in zwei Gruppen eingeteilt. Die Probanden in einer Gruppe ernährten sich salzarm, die Versuchspersonen in der anderen Gruppen hielten ihre Essgewohnheiten bei. Nach einer Laufzeit von zehn bzw. 15 Jahren stand das Ergebnis der Studie fest: Die Frauen und Männer, die weitgehend auf Salz verzichteten, erlitten 30 Prozent weniger Herz-Kreislauf-Erkrankungen, die Rate zu früher Todesfälle lag bei ihnen um 30 Prozent niedriger als bei der Kontrollgruppe, die wie gewohnt bei ihrer salzbelasteten Kost geblieben war.

Lebensqualität sinkt

- Im Juni 2009 überraschte der US-Biochemiker Dr. Kartika Palar von der Rand University in Santa Monica (Kalifornien) mit einer brandneuen Studie. Demnach kann die Lebensqualität salzabhängiger Personen um 30 oder mehr Prozent gesteigert werden, wenn der Salzkonsum auf täglich drei bis vier Gramm abgesenkt wird. Berücksichtigt wurden Blutdruck, Nierenleistung, allgemeine Leistungsfähigkeit, Nervenleistung, Übergewicht, vor allem aber auch die Einnahme von Medikamenten, Arztbesuche, Arbeitsausfälle, Spannungen im sozialen Umfeld usw.
- In den USA könnte es 11 Millionen weniger Fälle von Bluthochdruck geben, rund 18 Milliarden Dollar an Behandlungskosten würden eingespart. Die Kosten würden gar um 26 Milliarden Dollar pro Jahr sinken, wenn der Salzkonsum auf nur noch 1,5 Gramm pro Tag gedrosselt würde – also auf einen genetisch verträglichen Wert, der die Natrium- und Chlorid-Versorgung des Menschen problemlos abdeckt.
- Die bei einer diesbezüglichen Untersuchung ermittelten Werte lassen sich unmittelbar auch auf die Lebensverhältnisse in Deutschland anwenden. Zu ähnlich, wenn nicht gar identisch ist das hiesige Konsumverhalten.
- Aufgerüttelt durch die gesundheitlichen Alarmmeldungen engagiert sich inzwischen auch das Bundesinstitut für Risikobewertung (BfR) vehement für eine verminderte Salzaufnahme in Deutschland. »Die Vorliebe für Salziges ist ja nicht angeboren«, heißt es in einer Stellungnahme. »Kinder entwickeln ihre Vorliebe für Salz erst im Alter von zwei bis drei Jahren.«

- Auf EU-Ebene werden inzwischen ständig Maßnahmen zur Verringerung des Salzgehalts in Lebensmitteln diskutiert, oft leider ohne Ergebnis, weil die Lobby der Bäcker, Wurstfabrikanten und anderer Produzenten massiven Widerstand leistet. Zu festgefahren ist das Verbraucherverhalten in punkto Salz. Salzarme Wurst lässt sich eben nicht so gut verkaufen. Trotz aller Warnungen können Bundesbehörden bislang in der jahrelangen Auseinandersetzung »Gesundheit gegen Profit« nicht erfolgreich vermitteln. »Aus den meisten Lebensmitteln ist Salz nicht mehr wegzudenken«, heißt es beim BfR. »Erst durch das weiße Kristall bekommen sie nach Meinung der Menschen ihren eigentlichen richtigen Geschmack.«

Salzspeicher in der Haut

Dr. Jens Titze aus Erlangen und Forscherteams aus Berlin entdeckten im Tierversuch, dass Zellen im Interstitium, in tiefer gelegenen Hautschichten, Salz speichern. Für dieses Einspeichern sorgen weiße Blutzellen, die Makrophagen (Fresszellen). Sie enthalten einen Genschalter, der bei sehr salzhaltiger Nahrung ein bestimmtes Gen einschaltet, das über das Lymphsystem auf den Flüssigkeitstransport und den Blutkreislauf einwirkt. Wenn die Bindestelle für dieses Gen fehlt, kommt es zu Bluthochdruck. Verantwortlich ist die vermehrte Bildung eines Wachstumsfaktors, der die Bildung von Lymphgefäßen steuert. Wird diese Neubildung gehemmt, verbleibt Salz in der Haut, und der Blutdruck steigt an. Die Studie vermittelt nun möglicherweise neue Einsichten in die salzbedingte Entstehung von Bluthochdruck (lesen Sie über diese Zusammenhänge später noch mehr). Offenbar spielen nicht nur Blut-, sondern auch Lymphgefäße dabei eine Rolle.

Salz trocknet Zellen aus

Die beiden Bestandteile Natrium und Chlorid entziehen den Zellen Wasser, trocknen sie dadurch aus. Dafür gibt es zwei einprägsame Beispiele:

1. Salz wurde stets zur Konservierung verwendet, z. B. von Fleisch oder Fisch. Diese Lebensmittel wurden in Salz eingepackt, das dem Gewebe Wasser entzog und auf diese Weise länger frisch hielt. Bekanntlich keimen Fäulnisbakterien zunächst vorwiegend im Gewebswasser.
2. Ein Schiffbrüchiger darf seinen Durst unter keinen Umständen mit dem salzigen Meerwasser stillen. Es würde nach und nach seinen Zellen sämtliche Flüssigkeit entziehen und die betreffende Person von innen heraus austrocknen.

Weil jede salzreiche Mahlzeit den Zellen kostbares Wasser raubt, nimmt deren Stoffwechselleistung entsprechend ab. Von ursprünglich 100 Prozent vielleicht auf nur noch 70 Prozent oder 60 Prozent oder noch weniger. Betroffen sind dann sämtliche rund 70 Billionen Körperzellen. Dementsprechend kommt es zu Mangelsymptomen überall im Organismus. Experten warnen: »Im Gegensatz zum erhöhten Konsum von Zucker oder Fett offenbart sich die katastrophale Auszehrung durch Salz in allen Körperteilen, speziell auch im Nervengewebe.« Lesen Sie auch darüber später mehr in diesem Buch. Die eigentliche Ursache der Beschwerden wird oft nicht erkannt. Folgen können sein:

- Hautprobleme, Falten, Runzeln,
- Bindegewebsschwäche,
- Übergewicht,
- erhöhter Blutdruck, Bluthochdruck,
- Nierenbeschwerden,
- Sehschwäche,
- Entzündungen, Allergien,
- nervöse Unruhe, Nervosität,
- depressive Verstimmungen, Pessimismus,
- Verdauungsstörungen,
- Konzentrationsschwäche,
- allgemeine Antriebsschwäche.

(Welchen Einfluss hat Salz auf die Entstehung solcher Krankheiten? Lesen Sie darüber bitte mehr im weiteren Verlauf dieses Buchs.)

In Arztpraxen werden Patienten nach Kurzdiagnose fast immer mit Tabletten oder anderen Darreichungsformen von Medikamenten abgespeist. Die mögen kurzfristig Symptome lindern, die Therapien gehen aber an der eigentlichen Ursache weit vorbei. Ein Verzicht auf Salz wird fast nie empfohlen – einfach deshalb, weil die gesundheitlichen Risiken durch das weiße Kristall erst jetzt so nach und überhaupt erst erkannt werden. Um zu verstehen, auf welch unbarmherzige Weise Salz unsere Gesundheit angreift und gefährdet, müssen wir einen Blick in unsere Körperzellen werfen.

Ein aufregender Blick in unsere Körperzellen

Wenn wir morgens vor den Badezimmerspiegel treten, sehen wir stets nur unser äußeres Erscheinungsbild, die Haut, das Gesicht, die Arme, die Beine. Von dem faszinierenden Innenleben in unserem Organismus erfahren wir nichts – und leider sind viele von uns auch gar nicht so großartig daran interessiert. Wir müssen aber wissen, dass sich unser Körper aus rund 70 Billionen Körperzellen aufbaut. Für deren Gesundheit spielt Wasser die bedeutendste Rolle. Der vielleicht heimtückischste Feind unserer Gesundheit ist ein übermäßig hoher Salzverzehr, der den Zellen ihr kostbares Wasser entzieht.

Zellen sind wie kleine Babys

- Sie sind Tag und Nacht hungrig, wollen dementsprechend gefüttert sein. Jedoch nicht mit Curry-Wurst plus Pommes und Mayonnaise, mit dem Dosenfertiggulasch aus dem Supermarkt oder mit süßen Sahnetorten. Zellen wünschen sich ihrem genetischen Programm gemäß genau dieselben Futterstoffe, mit denen ihre Vorfahren und Urahnen vor Tausenden von Jahren gefüttert wurden: Vitamine, Spurenelemente, Mineralien, Kohlenhydrate, Eiweiß, Fettsäuren – und vor allem Wasser.
- Jede einzelne Zelle ist vollgepumpt mit Wasser, dann erst kann sie nämlich ihre enormen Leistungspotenziale im Stoffwechsel optimal erbringen. Im Zytoplasma, dem wässrigen Inneren der Zelle, spreizt sich ein hauchfeines Gerüst, das

den Leben spendenden Komponenten Halt gibt: den Mitochondrien, das sind die bakterienwinzigen Brennkammern für Zellenergie, den Lysosomen, in denen Zellproteine zusammengeknüpft werden. Lysosomen sind kleine Depots für Nährsubstanzen und Zellabfall und andere Zellbestandteile.

- Insgesamt verfügt jede gesunde Körperzelle über zwei bis drei Millionen solcher Zellelemente, die alle nur dann ihre Arbeit verrichten können, wenn sie in Wasser, ihrem Lebenselixier, schweben können. Deshalb lautet die Erkenntnis moderner Zellbiochemiker: Die meisten Gesundheitsprobleme von Menschen in der sogenannten zivilisierten Welt rühren von einem Mangel an Wasser her. Jedoch nicht dadurch, dass wir zu wenig trinken, sondern auch dadurch, dass wir zu salzreich essen. Denn Salz ist ein brutaler Wasserräuber, kann zur Gefahr für unsere Zellen und unsere Gesundheit werden.
- Im Zentrum jeder Zelle steckt gewissermaßen als Hauptquartier der Zellkern, der unsere Chromosomen und die Gene enthält. Rund 30 000 aktive Gene steuern jeden einzelnen Stoffwechselschritt, also z. B. die Produktion von Tränenflüssigkeit oder Glückshormonen, die Muskeltätigkeit, die Atmungstätigkeit der Bronchien oder die Synthese von Verdauungsenzymen. Wenn den Zellen Wasser fehlt, drosseln die Gene unverzüglich die Stoffwechseltätigkeit. Dann sinkt die Leistungsfähigkeit der Zelle spontan ab, mitunter bis auf die Hälfte oder noch mehr.
- Die Leistungsfähigkeit der Zellen kann schon innerhalb einer halben Stunde nach einer einzigen extrem salzreichen Mahlzeit stark gesunken sein. Die zwangsläufige Folge: Man fühlt sich müde, lustlos, antriebsarm, nervös. Die gesundheitlichen Folgen: Entwicklung von Übergewicht, erhöhter Blutdruck, Nierenprobleme, Sehschwäche, Neigung zu Diabetes und vieles mehr.

Beträchtliche volkswirtschaftliche Schäden

Nachdem Fett und Zucker jahrzehntelang als Erzfeinde unserer Gesundheit galten, gerät nun mehr und mehr das Suchtpotenzial des weißen Kristalls in den Mittelpunkt des Forschungsinteresses. Krankheiten, die durch einen zu hohen Salzkonsum verursacht werden, führen auch zu hohen volkswirtschaftlichen Kosten:

- Herztransplantationen,
- Schlaganfallbehandlung, Lähmungen,
- Dialysen,
- Augenoperationen,
- Ödeme,
- Demenzen,
- Durchblutungsstörungen, auch die Notwendigkeit von Amputationen
- und vieles mehr.

Hinzu kommen geringfügigere Beschwerden und Befindlichkeitsstörungen, die in Arztpraxen behandelt werden, Kosten für Nachfolgebehandlungen und Reha-Maßnahmen, nicht zu sprechen von Arbeitsausfällen oder vorzeitigem Rentenantritt. Experten schätzen die unmittelbaren volkswirtschaftlichen Gesamtkosten durch den extremen Salzverzehr auf jährlich rund 110 Milliarden Euro. Jetzt melden sich immer mehr Stimmen, die Politiker und Regierungen dazu aufrufen, bei bestimmten industriell hergestellten Lebensmitteln Warnhinweise auf erhöhte Salzkonzentrationen anzubringen. Denn praktisch jedes fest verpackte Lebensmittel in unseren Supermärkten enthält Salz als Geschmacksspender, fast immer in überhöhter Konzentration:

- Tomaten- und Gemüsesaft,
- Dosengulasch,
- Dosengemüse,
- Dosen- und Fertigsuppen,
- alle Wurstsorten,
- Fleisch-, Wurst-, Fisch- und Geflügelsalat.

Erstaunlicherweise wird sogar süßen Produkten Salz beigemengt, so z. B. Gebäck oder auch Säften. Gleichzeitig enthalten salzige Produkte Zucker oder zuckerähnliche Stoffe, wie etwa Fleischsalat, Fertigsoßen und -suppen, Pizza, Fertiggerichte oder Gemüse- bzw. Tomatensäfte. Der Angriff der Nahrungsmittelindustrie auf unsere Geschmacksknospen auf Gaumen- und Zungenschleimhaut wird mit unerbittlicher Gnadenlosigkeit geführt – ganz egal, ob es unserer Gesundheit schadet oder nicht.

Das Prinzip Natur

- Mit der Milliarden Jahre langen Entwicklung der biologischen Evolution haben auch wir Menschen uns genetisch an eine natürliche Ernährung und an bestimmte Umweltverhältnisse angepasst. Unsere Gene sind also fest darauf programmiert, sie dulden gewissermaßen keine Faktoren, die über diese eng gesteckten Grenzen hinausgehen.

- Der Anteil an gesättigten Fettsäuren sollte der sehr niedrigen Fettkonzentration im Fleisch von Wildtieren entsprechen, dem sich unsere Verdauung und unser Stoffwechsel angepasst haben. Der hohe Fettanteil in Wurst, Hackfleisch usw. ist also ungesund.
- Unser Organismus hat sich an den Wasserreichtum in naturbelassenen Lebensmitteln angepasst, speziell in Knollen, Gemüse oder Früchten. Wasserarme Kost, z. B. Pizza, Schnitzel, Chicken-Nuggets, Hamburger machen krank, ganz abgesehen von deren schädlichem Salzanteil.
- Bewegung war bei unseren Vorfahren Bestandteil der Existenzfähigkeit, auf der Jagd, der Suche nach Nahrung usw. Deshalb trägt Bewegungsmangel dazu bei, dass unsere Stoffwechseltätigkeit nachlässt, Nährstoffe schlechter verwertet werden. Dementsprechend sinkt unsere mentale und körperliche Leistungsfähigkeit.
- Wenn Zucker gesund wäre, hätte die Natur schon längst Würfelzucker an Bäumen und Sträuchern wachsen lassen.
- Der hohe Konsum an raffinierten Kohlenhydraten aus Pasta, Brötchen, hellem Brot, weißem Reis usw. ist ungesund. Genetisch gesunder Proviant waren ja zehntausende Jahre lang stets nur komplexe Kohlenhydrate in Getreide, Gemüse, Hülsenfrüchten, Obst usw. Die spalten sich in Magen und Darm erst allmählich und setzen erst nach und nach ihre Glukose frei, die kleinste Einheit der Kohlenhydrate. So kommt es zu einem steten, gleichbleibenden Zustrom von Blutzucker, der Hauptnahrung für Nerven, Gehirn sowie auch für unsere Muskeln.
- Salz, das Kombimineral aus Natrium und Chlorid, ist für unsere Gesundheit absolut unverzichtbar und durch nichts zu ersetzen. Aber eben nur in den Mini-Konzentrationen, in denen es in naturbelassener Nahrung enthalten ist. Jede noch so geringe, darüber hinausgehende Sonderration an dem verführerischen Suchtkristall schadet uns. Die extrem hohen Mengen, die wir uns täglich erlauben, sind gesundheitlich weitaus bedenklicher als die oft ebenso gewaltigen Mengen an Süßem und hellen Mehlprodukten.

»Vertriebshaie« in Lebensmittelkonzernen

In vielen Branchen der Lebensmittelindustrie gilt die Regel: »Alles muss möglichst süß oder salzig schmecken – oder sogar beides.« Und weil Fett mit Zucker und Salz zusammen das Suchtpotenzial multipliziert, ist fast immer auch Fett dabei. Allerdings nicht die gesunden ungesättigten Fettsäuren, z. B. in Oliven oder Avocado, sondern die trägen, dick machenden gesättigten Fettsäuren in tierischen Produkten.

Die Lebensmittelindustrie bekämpft sich gegenseitig in einem unvorstellbar harten Konkurrenz- und Verdrängungswettbewerb. Und wir sind dabei die Opfer. Ständig werden neue Essenzen und Aromastoffe entwickelt, die noch besser duften und schmecken als z. B. die leckerste Erdbeere, diese sogar ersetzen. Schokolade, Süßgebäck, Dosenware und andere fest verpackte Lebensmittel werden durch Geschmacksverstärker so »aufgewertet«, dass sie noch schneller den Weg in unsere Einkaufswagen im Supermarkt finden.

Die Produkte dürfen nicht mehr krümeln, schmieren, schmelzen, auseinanderbrechen, sie müssen einem schon unwiderstehlich duftig begegnen, wenn man die Packung soeben erst aufgebrochen hat. Farben spielen eine Rolle: Das Rot in der Himbeermarmelade wird künstlich nachgetönt, Cola sowieso braun eingefärbt, alle Farben in Eiscreme von beflissenen Lebensmittelchemikern veredelt usw. Inzwischen gibt es Hunderte und Aberhunderte Zutaten und Zusatzstoffe:

- Alkalisch wirkende Stoffe,
- Backtriebmittel,
- Dickungsmittel,
- Emulgatoren,
- Bleichmittel,
- Geschmacksverstärker,
- Mittel für die Rieselfähigkeit,
- säuernde Stoffe,
- Süßstoffe,
- Treibgas,
- Trennungsmittel,
- Konservierungsmittel
- und viele andere.

Mit gesunder Ernährung hat dies nicht mehr viel zu tun. Einer der tückischsten Geschmacksstoffe in unserer modernen Nahrung ist freilich Natriumchlorid, unser beliebtes Kochsalz.

Zucker und Salz als Suchtmittel

- Die Natur hat es so eingerichtet, dass bestimmte Moleküle auf die Rezeptoren unserer Gaumen- und Zungenschleimhaut besonders reizvoll wirken. Dazu zählt z. B. Glukose, die kleinste Einheit der Kohlenhydrate.
- Kühe auf der Weide wiederkäuen Gras so lange, bis es mithilfe von Verdauungsenzymen zu Glukose abgebaut wird. Bei diesem Kauprozess schmeckt das Gras immer süßer und ver-

führerischer. Ohne diesen Effekt würden Kühe gar nicht weiterkauen.

- Muttermilch hat einen hohen Anteil an Glukose. Babys würden an der Brust der Mutter nicht saugen, wenn die Milch nicht so süß und verführerisch wäre. Diese Eigenschaft, eine der wundervollsten Einrichtungen der Natur, macht sich die Lebensmittelindustrie zunutze, um uns mithilfe von Zucker zu Opfern und Sklaven ihrer Profitstrategien zu machen.
- Auch Salz ist ein Suchtmittel. Da Natrium und auch Chlorid in pflanzlicher Nahrung in sehr niedrigen Konzentrationen vorhanden sind, suchen Tiere – insbesondere bei Hitze oder Stress – salzreiche Pflanzen oder auch salzige Steine, um ihren Natrium- und Chloridbedarf zu stillen. Die beiden Mineralien sind nämlich für alle Nerven- und auch Muskelprozesse unerlässlich. Deshalb werden auch wir Menschen so leicht durch den Salzgeschmack verführt.

Vertriebsleute bestimmen über unsere Gesundheit

Unsere Mundschleimhaut spricht nicht nur auf Zucker, sondern auch auf Salz stark an, ein Grund dafür, warum die Lebensmittelindustrie Produkte nicht nur immer süßer, sondern auch immer salziger macht. Inzwischen hat Salziges als Party-Snack alles Süße längst verdrängt: Ohne Salzstangen und -brezeln, gesalzene Nüsse, Salzgebäck, Kartoffel-Chips usw. geht es nicht mehr. Beim Barbecue sind salzige Soßen, Dressings, Dips, Mayonnaisen gefragt, Pommes werden ordentlich nachgesalzen, der Kartoffelsalat schmeckt ohne Salz ohnehin nicht.

Der Salz-Trend wird in den Strategieetagen großer Lebensmittelkonzerne natürlich genau registriert. Auf Vertriebskonferenzen wird die Frage gestellt: »Wieso verkauft eigentlich unsere Konkurrenz mehr Gulaschsuppe, Salami-Pizza, Wurstsalat, Königsberger Klopse oder klarsichtverpackten Wurstaufschnitt als wir?« Die Antwort mag lauten: »Die tun mehr Salz rein.« Als Folge davon werden Produkte mehr und mehr mit dem weißen Verführungsgift angereichert. Präzise Angaben über den prozentualen Anstieg bei der Anreicherung von Lebensmitteln gibt es nicht. Experten gehen aber davon aus, dass vor allem Wurstwaren und fest verpackte Lebensmittel in Supermärkten über die letzten 20 oder 30 Jahre hinweg kontinuierlich mit immer mehr von dem verführerischen Kristall geschmacklich aufgepeppt wurden.

Auf diese Weise werden wir ahnungslosen Verbraucher mehr und mehr zu Opfern und Sklaven einer skrupellosen, gewinnorientierten Ernährungsindustrie. Unser natürliches Bedürfnis nach den kostbaren, Leben spendenden Mineralien Natrium und Chlorid wird so von gesundheitsfremden Mächten missbraucht. Dabei reicht uns das in naturbelassenen Lebensmitteln konzentrierte Salz, freilich nur dann, wenn wir uns auch gesund ernähren.

Empfohlener Salzverbrauch – und der tatsächliche Konsum

Unser Mindestbedarf an Natrium ist individuell unterschiedlich, außerdem abhängig von Temperatur sowie mentalem und körperlichem Stress. Mit zunehmendem Alter sinkt der Salzbedarf im Allgemeinen ab. Hitze und die damit verbundene Schweißabsonderung erfordern eine höhere Salzzufuhr, weil Schweiß elektrolythaltig, also salzreich ist – allerdings auch in individuell unterschiedlicher Konzentration. Doch selbst bei brütender Hitze benötigen wir nicht mehr als etwa ein Zehntel Gramm Salz alle 20 Minuten.

Da steigender Salzkonsum stets mit einem steigenden Risiko für erhöhten Blutdruck verbunden ist, geben die Länder entsprechende Empfehlungen für den Salzkonsum heraus. Für Deutschland, Österreich, die Schweiz und England gelten als empfohlene Maximalmenge sechs Gramm Salz pro Tag, ebenso für die USA (herausgegeben von den »Dietary Guidelines for Americans«) und Australien. Fast alle mitteleuropäischen Länder haben sich diesen Empfehlungen inzwischen angeschlossen. Auch die Weltgesundheitsorganisation WHO empfiehlt eine entsprechend disziplinierte Salzaufnahme. Sie entspricht etwa einem Teelöffel Salz pro Tag.

Alle diese Empfehlungen werden wegen der enormen gesundheitspolitischen Bedeutung durch aufwendige und zahlreiche Untersuchungsstudien weltweit gestützt.

Viele Menschen sagen: »Ich esse und lebe salzarm« – ohne zu wissen, dass ihr täglicher Salzkonsum weit über die empfohlenen oberen Grenzwerte hinausgeht. In Deutschland und anderen mitteleuropäischen Ländern sowie in den USA liegt die durchschnittliche Salzaufnahme permanent bei 8,6 Gramm pro Tag. Dies sind jedoch nur relativ harmlose Durchschnittswerte. Verschiedene Befragungen in der Schweiz und anderswo bestätigen eine mittlere Salzaufnahme von rund 10,3 Gramm pro Tag. Dies gilt auch bereits für Kinder bzw. Heranwachsende, die als Folge der Fehlernährung oft mehr Salz zu sich nehmen als ihre Eltern – mit nicht selten katastrophalen Folgen.

Inzwischen mehren sich Stimmen aus Wissenschaft und Politik, die sich für weitaus niedrigere Empfehlungen als sechs Gramm aussprechen, im Bereich von nur noch 2,3 bis zu höchstens fünf Gramm pro Tag. Die Empfehlung lautet: So wenig Salz wie möglich. »Wir wehren uns damit nur ganz einfach gegen die massive Übersalzung von Supermarktlebensmitteln«, sagen Experten. »Je mehr verstecktes Natriumchlorid sich in Lebensmitteln befindet, desto mehr müssen wir zu entsprechenden Schutzempfehlungen greifen. Dies gilt vor allem auch für unsere Schulkinder.«

Vorsicht, Finger weg von diesen Lebensmitteln!

- Fleisch und Wurst enthalten am meisten Salz, sie tragen etwa zwölf bis 18 Prozent zu unserer täglichen Natriumchlorid-Aufnahme bei. Es folgen Fertigmahlzeiten, Mikrowellen- und Tiefkühltruhenprodukte.
- Suppen sind ebenfalls gehörige Salzlieferanten, ungesalzene Suppen bleiben im Regal der Supermärkte liegen und werden irgendwann aus dem Vertrieb genommen. Auch Brot trägt stark zu unserer Salzaufnahme bei.
- Die Lebensmittel verarbeitende Industrie steuert etwa drei Viertel zu unserem Salzkonsum bei. Wenn man deren meist fest verpackte Produkte aus den Lebensmittelregalen nehmen würde, gäbe es bei uns keine salzbedingten Gesundheitsprobleme mehr wie Bluthochdruck, Nierenversagen oder Diabetes.
- Nur eine relativ geringe Salzdreingabe stammt aus dem Salzstreuer oder -fässchen, mit dem wir unsere Mahlzeiten nur allzu gerne noch einmal geschmacklich »aufpeppen«.

Achtung, Partygebäck

Jede einzelne Salzstange enthält 0,3 Gramm Salz, eine Handvoll Kartoffel-Chips bereits 1,2 Gramm Salz. Nahezu jeder zweite Deutsche lässt sich regelmäßig von Salzigem verführen, greift – statistisch gesehen – mindestens einmal alle zwei Wochen zu Chips oder Brezeln. Wenn Partygäste erwartet werden, dürfen Salz-Snacks nicht fehlen. Besonders beliebt sind:

- Popcorn,
- Cashew-Nüsse, Salzmandeln oder Macadamia-Nüsse,
- Käse-Kroketten,
- Salz-Cracker,

- Knusperbrezeln,
- Salz-Pellets oder Fischlis,
- Reis-Cracker

Da Süßes mehr und mehr verpönt ist, steigen Geschmackssüchtige immer mehr auf Salziges um. In Deutschland werden pro Jahr rund 320 000 Tonnen an Salzknabber-Erzeugnissen produziert, davon ein Drittel Kartoffel-Chips. Im Durchschnitt greift jeder Deutsche pro Jahr zu knapp vier Kilo der salzigen Verführer. Doch die Zahl ist irreführend: Weil viele am Süßen hängen bleiben oder auf Süßes oder Salziges auch ganz verzichten, konzentriert sich der Salzsnackkonsum auf einen relativ kleinen Konsumentenkreis. Viele Bundesbürger erreichen oder überschreiten bereits mit dem Snackverzehr mehr als die erlaubte oder gesunde Natriumchlorid-Dosis. Und der Konsum steigt unerbittlich an …

Auch Senf, Ketchup & Co. haben es in sich

- Praktisch alle Geschmacks- und Würzspender in flüssiger Form sind gesalzen. Dazu zählen z. B. Sojabohnenprodukte wie Tofu, Miso oder Tempeh, außerdem alle anderen flüssigen Gewürze aus Asien.
- Gewürzmischungen auf der Basis von Curry, Ingwer, Pfeffer usw. enthalten hohe Salzanteile, nicht zuletzt auch Senf, bei dem der natürliche Geschmacksanreiz, das Senföl, leider für die meisten nicht ausreicht. Ebenfalls meist extrem stark mit Natriumchlorid versetzt ist Ketchup.
- Praktisch alle Würzpasten, die Meerrettich, Knoblauch, Zwiebeln oder Peperoni enthalten, enthalten auch viel Salz. Ohne reichlich Meersalzzutaten blieben Chili-Saucen und viele Essigangebote unverkäuflich.

- Von vielen Salzfans wird das Pfeffersteak, die dazugehörende Soße und die Pommes-frites-Beilage, die alle ohnehin meist unverantwortlich stark gesalzen sind, noch mit Würzbeilagen bestrichen oder beträufelt. So manche Mahlzeit enthält bis zu 20 Gramm Salz, mehr als das Dreifache dessen, was als unbedenklich angesehen wird.
- Viele Beilagen enthalten zu viel Salz. Ein Beispiel: Erbsen aus der Dose enthalten 200-mal mehr Salz als die frischen, unbehandelten Hülsenfrüchte.

Bestimmte salzreiche Lebensmittel werden nur in geringen Mengen konsumiert, wie z. B. Würzsoßen. Andere wiederum sind Hauptnahrungsmittel, wie Fleisch, Fisch oder Hähnchen, und tragen entsprechend mehr zu unserem hohen Salzkonsum bei. Besonders salzreich sind:

- Gepökeltes,
- Gegrilltes,
- Geräuchertes,
- Frittiertes.

Produkte aus der Fleischabteilung beim Metzger oder im Supermarkt sind deshalb oft reich an Salz, weil der Geschmacksstoff zur Konservierung beiträgt und außerdem Wasser bindet, sodass das Fleischgewicht erhöht wird und für eine günstigere Gewinnkalkulation sorgt. Dies gilt vor allem für fertig verpackte Fleisch-, Fisch- und Geflügelwaren. Laut Deutscher Gesellschaft für Ernährung stecken in einer Fertigpizza aus der Kühltruhe im Supermarkt fünf bis acht Gramm Salz, in einer Dose Fertigsuppe aus dem Regal sechs bis neun Gramm.

Gesundheitlich verantwortungsvollere Fleischproduzenten versuchen, den Anteil von Natriumchlorid (chemisch: NaCl) durch andere Stoffe zu ersetzen, wie z. B. durch Kaliumchlorid. Dabei stellt sich leider heraus, dass der Salzersatz den Geschmack des Produkts und auch das Bindevermögen von Wasser im Gewebe beeinträchtigt. Fleischvertrieb und -konsum sind und bleiben demnach eng mit der Verwendung von Kochsalz verbunden.

Die Hitliste der salzreichen Lebensmittel

- Fleischerzeugnisse, z. B. Wurst, Schinken,
- Weich- und Hartkäse,
- Fischerzeugnisse,
- Soßen,
- Brot,
- Fisch,
- Suppen,
- Gemüse- und Tomatensaft,
- Gemüsekonserven.

Je nach Hersteller variieren natürlich die Salzanteile.

Der Salzgehalt in einzelnen Lebensmitteln

(berechnet je 100 Gramm. Je nach Hersteller oder Region schwanken die Werte.)

	Salzgehalt
Fisch/Meeresfrüchte	
• Heringsfilet, eingelegt	1,16
• Ölsardinen	2,30
• Salzhering	2,65
• Bückling	1,90
• Forelle	0,12
• Rotbarsch, Heilbutt, Kabeljau	0,60

• Lachs, verpackt	2,26
• Thunfisch in Öl	1,72
• Aal, geräuchert	1,90
• Matjesfilet	5,80
• Kaviar	4,02
• Krebs, Muscheln, Austern aus der Dose	3,15

Fleisch

• Kalb	0,09
• Schwein	0,17
• Rind	0,14
• Geflügel	0,11
• Wild	0,18
• Corned Beef	2,12
• Gans, gebraten, Grillhähnchen	2,90
• Leber	0,40
• Zunge	0,28
• Roastbeef, kalter Braten	1,10

Wurst

• Salami, Hartwurst	3,10
• Mettwurst, Leberwurst	1,86
• Fleischwurst, Aufschnitt	2,66
• Bratwurst, Currywurst	3,04
• Kochschinken	2,02
• Räucherschinken	4,15
• Kassler	2,72

Milchprodukte

• Vollmilch	0,12
• fettarme Milch	0,10
• Kondensmilch, Kaffeesahne	0,32
• Joghurt	0,12
• Camembert	1,76
• Hartkäse, Bergkäse	2,88
• Brie, Weichkäse	2,70
• Schnittkäse, gemischt	2,66
• Schmelzkäse	3,00

• Speisequark, mager	0,03
• Speisequark, 40 % Fett	0,05
• Frischkäse, Doppelrahm	1,48
• Butter, ungesalzen	0,01
• Butter, gesalzen	0,70
Gemüse	
• Erbsen, Bohnen, Linsen, Spargel	0,01
• Kartoffeln	0,03
• Spinat, Brokkoli, Mangold, Kohl	0,02
• Wurzel- und Knollengemüse	0,03
• Blatt- und Stängelgemüse	0,03
• Fenchel, Lauch	0,04
• Auberginen, Gemüsepaprika	0,04
• Tomaten, Gurken, Zucchini, Melonen	0,03
• Dosengemüse (Mais, Erbsen usw.)	0,90
• Karotten, Salatgemüse	0,02
• Champignons, weitere Pilze	0,03
• Gewürzgurken, Mixed Pickles	2,52
• Sauerkraut	1,01
Grundnahrungsmittel	
• Reis, poliert	0,02
• Naturreis	0,03
• Nudeln, ungekocht	0,01
• Mischbrot	1,44
• Weißbrot, Brötchen	0,90
• Knäckebrot	0,66
• Pumpernickel	1,12
Andere Lebensmittel	
• Hühnerei	0,25
• Margarine	0,10
• Ketchup	3,10
• Nüsse, Samen, Kerne	0,04
• Obst	0,01

Babys und Kleinkinder sind besonders gefährdet

Unsere Kinder werden schon in den ersten Lebenswochen und -monaten auf das Suchtverhalten gegenüber Süßem und Salzigem programmiert. Aus dieser Falle kommen sie womöglich zeitlebens nicht mehr heraus. Wenn die werdende Mutter salzreich isst, erhöht sich auch der Natriumanteil in der Versorgung des wachsenden Babys. Auch die Muttermilch enthält womöglich zu viel Natrium. Verhängnisvoll wirkt sich aus, wenn später Säuglingsbeikost nicht unter gesundheitlichen Aspekten produziert wird, sondern unter Vertriebsaspekten. Bei den Herstellern gibt es präzise Vertriebsstatistiken, aus denen hervorgeht, wie viel Zucker und Salz Babynahrung enthalten muss, damit die Konkurrenz keine höheren Marktanteile erobert.

Die Gesundheit der Kleinen spielt dabei mitunter nur eine untergeordnete Rolle, auch ob diese später ein ungebremstes Suchtverhalten gegenüber stark gesalzenem Junk Food oder Salzsnacks entwickeln, das möglicherweise ihr gesamtes Leben in fataler Weise beeinflusst. Isabelle Keller, Ernährungswissenschaftlerin bei der Deutschen Gesellschaft für Ernährung: »Es ist enorm wichtig, für Kinder salzsparend zu kochen, weil sich in den ersten Lebensjahren die Gewöhnung an den Salzgeschmack oft stark ausprägt. Entsprechende Essgewohnheiten lassen sich später nur noch schwer korrigieren.« Mit anderen Worten: Wer einmal in frühen Jahren Opfer des weißen Kristalls geworden ist, bleibt es meist ein Leben lang. Die Betroffenen sind dann vor allem für Herz-Kreislauf-Erkrankungen, Bluthochdruck oder Diabetes in hohem Maße disponiert.

KAPITEL 2:

Salz als guter Freund unserer Gesundheit

- Salz ist lebensnotwendig
- Leben aus dem Meer
- Das Salz in unseren Körperflüssigkeiten
- Ausreichend Natrium in naturbelassenen Lebensmitteln
- Die Natrium-Kalium-Pumpe
- Wenn dem Körper Natrium fehlt
- Auch das Chlor im Salz ist unverzichtbar
- Zehn Gründe, weshalb wir ohne Salz nicht leben können

Salz ist lebensnotwendig

Wir Menschen haben uns – ebenso wie alle Tiere – im Laufe der biologischen Evolution an die Nährstoffe angepasst, die auf der Erde zur Verfügung standen und stehen:

- Vitamine,
- Mineralien,
- Spurenelemente,
- Kohlenhydrate,
- Eiweiß,
- Fettsäuren,
- Wasser.

Nahezu alle diese Biostoffe werden, direkt oder indirekt, von unserem Organismus genutzt, um seine 70 Billionen Körperzellen Tag für Tag damit zu versorgen. Manche der Biostoffe werden nur in verschwindend winzigen Mengen gebraucht, wie z. B. Vitamin B_{12}, von dem ein Mensch in seinem ganzen Leben nicht einmal ein Gramm benötigt; andere wieder, wie etwa die Energielieferanten Kohlenhydrate oder Eiweiß, brauchen wir in erheblichen Quantitäten.

Auch Natrium oder Chlor, bzw. Chlorid, das Salz der Salzsäure, ist für uns unverzichtbar. Trotzdem sind diese Mineralien in der Nahrung nur in kleinen Mengen vorhanden, anders als etwa Magnesium oder Kalzium. Dies bedeutet aber auch, dass wir Natrium und Chlorid nur in entsprechend kleinen Mengen benötigen. Ein Zuviel schadet zwangsläufig. Alles, was über das natürliche Verhältnis speziell von Natrium zu anderen Mineralien hinausgeht, kann von unserem Stoffwechsel nicht verwertet werden und beeinträchtigt unsere Gesundheit.

Mineralien in Lebensmitteln – einige Beispiele

- 100 Gramm Spargel enthalten 0,25 Gramm Kalium, 50 Milligramm Phosphor, aber nur 1,6 Milligramm Natrium.
- 100 Gramm getrocknete schwarze Bohnen enthalten 420 Milligramm Phosphor, 140 Milligramm Kalzium, 1 Gramm Kalium, aber nur 25 Milligramm Natrium.
- 100 Gramm Mais enthalten 90 Milligramm Kalzium, 280 Milligramm Kalium, 40 Milligramm Magnesium, aber nur 13 Milligramm Natrium.
- 100 Gramm Kartoffeln enthalten 38 Milligramm Magnesium, 400 Milligramm Kalium, 55 Milligramm Phosphor, aber nur bescheidene 2,5 Milligramm Natrium.

Das Mineral, das den Hauptbestandteil von Salz bildet, ist in der Natur also recht rar vertreten. Für viele genusssüchtige Menschen entwickelt es sich aber zum Favoriten. Sie nehmen Natrium überproportional, in ungesunden Mengen zu sich, dann kommt es natürlich irgendwann zu Beschwerden. In natürlichen Minimengen aber ist Natrium einer der besten Lebens- und Gesundheitsspender. Lesen Sie darüber bitte mehr Interessantes in den folgenden Kapiteln dieses Buches.

Das Leben entstand in den Ozeanen

Vor Milliarden Jahren war die Erde ein öder, trister Planet ohne Leben, ehe sich irgendwann in der salzigen Ursuppe der Meere die ersten Einzeller entwickelten, Algen, Bakterien, niedere Urformen des Lebens. Die waren schon vollgepumpt mit Wasser. Und auch heute sind alle Tiere und alle Menschen in einem gewissen Sinne komplexe Gebilde, deren Körperwasser noch immer dieselben Salz- und Elektrolyt-Konzentrationen aufweist, wie sie im Wasser der Ozeane herrschen.

Das Leben auf der Erde keimte und entstand also in Salzwasser, die ersten organischen Makromoleküle, Enzyme, Nukleinsäuren und lebendige Zellen wuchsen im Milieu salziger Lösungen. Unser Körper besteht zu etwa der Hälfte aus Wasser in einer salzigen Lösung. Dies betrifft nicht nur das in Zellen gespeicherte Wasser, sondern auch das sogenannte extrazelluläre Wasser außerhalb der Zellen und sämtliche Körperflüssigkeiten:

- Blut,
- Lymphe,
- Speichel,
- Schweiß,
- Tränenflüssigkeit,

- Schleimhautsekrete,
- Sperma usw.

Salz, chemisch Natriumchlorid, ist demnach wesentlicher Bestandteil unseres Körpers, wenngleich Natrium nur etwa zwei Prozent des gesamten Mineralienanteils in unserem Körper ausmacht.

Natrium in Nahrungsmitteln

In der Natur existiert Natrium nicht isoliert als Element, sondern stets in Verbindungen mit anderen Biostoffen. So z. B. als Natriumchlorid, unserem Kochsalz. Ebenso wie alle Tiere in freier Natur können wir unseren täglichen Natriumbedarf von rund 120 Milligramm mit naturbelassenen Lebensmitteln abdecken. Auf den Salzstreuer sind wir demnach gar nicht angewiesen. Besonders natriumreich sind alle Fische und Meeresfrüchte, wie Krabben, Langusten, Shrimps oder Austern.

Natriumanteil in Lebensmitteln

(berechnet je 100 Gramm. Die Tabelle beginnt mit dem natriumreichsten Lebensmittel.)

	Milligramm
• Oliven	3200
• Wurstwaren	1400–1900
• Schinken	1100
• Ölsardinen	900
• Käse	500–900
• Brot	380
• Meeresfisch	140
• Vollmilch	40
• Gemüse, Salat	15

Unsere Muskeln brauchen Natrium

Wenn Muskelzellen ein Nervensignal erhalten, hilft Natrium mit, dass dieser Befehl auch ausgeführt wird. Das Mineral strömt in einem solchen Fall massiv in Muskelzellen ein und sorgt dafür, dass ein weiteres Mineral, nämlich Kalium, aus der Zelle ausgeschieden wird. Kalium leitet dann die spezielle Muskelbewegung ein.

Dieses Zusammenspiel von Natrium und Kalium, die sogenannte Natrium-Kalium-Pumpe, gilt als eine der bedeutendsten Entwicklungen in der biologischen Evolution. Ohne sie wäre Leben auf der Erde nicht möglich. Ein gesundes Gleichgewicht der beiden Mineralien ist demnach lebenswichtig, es ist durch eine gesunde, salzarme Ernährung gewährleistet. Ein Zuviel an Salz aber stört zwangsläufig diese harmonische Balance zwischen den beiden Mineralien – und verursacht Befindlichkeitsstörungen, Beschwerden oder Krankheiten.

Die Natrium-Kalium-Pumpe

- Unsere rund 70 Billionen Körperzellen haben ein äußerst betriebsames Innenleben. Ihr Inneres, das Zytoplasma, ist mit Wasser gefüllt und muss gewissermaßen stetig durchspült werden. Zellmüll, Schlacken, Schadstoffe, unverwertbare Substanzen müssen ausgespült werden.

Dafür müssen frische Nährstoffe in die Zelle hineintransportiert werden.

- Als Natrium-Kalium-Pumpe bezeichnet man diesen Mechanismus, dass das Mineral Kalium Wasser durch unendlich winzige Poren und Kanälchen in die Zelle hineinpumpt, während Natrium wiederum aus der Zelle hinausströmt und dabei den Zellmüll in die sogenannte extrazelluläre Flüssigkeit transportiert, die sich im Bindegewebe bildet und die ebenfalls immer wieder erneuert wird. Dieser Zyklus wiederholt sich wechselseitig, wenn Natrium in die Zelle einströmt und Kalium verdrängt. So kommt es zu einem steten Flüssigkeitsaustausch in der Zelle, schadstoffbelastetes »Altwasser« wird gegen frische Nährstofflösungen ausgetauscht.
- Natrium ist ein wesentlicher Bestandteil dieser Stoffwechselfunktion und damit ein unverzichtbarer Verbündeter unserer Gesundheit.
- Für die Gesundheit der Zelle – und damit unseres gesamten Organismus – ist ein fein abgestimmtes Verhältnis von Natrium und Kalium unverzichtbar. Zu viel Natrium bedeutet, dass unseren Zellen zu viel von ihrem kostbaren Wasser entzogen wird, dass sie demnach austrocknen und an Leistungskraft verlieren.

Wenn dem Körper Natrium fehlt

Den Zustand, dass dem Körper Natrium fehlt, bezeichnen Wissenschaftler als Hyponatriämie. Während zu viel Salz in der Nahrung zu Hypertonie führen kann, also zu Bluthochdruck, kann andererseits zu wenig Salz zu Hypotonie führen, also zu einem zu niedrigen Blutdruck. Der ist ebenfalls ungesund, bedeutet aber nicht so ein großes Gesundheitsrisiko wie Bluthochdruck.

Als Folge von zu niedrigen Natrium-Blutkonzentrationen fühlt man sich meist träge, antriebsarm, müde, es kann zu Verwirrungs- oder Schwindelanfällen kommen, zu Muskelzuckungen und Krämpfen. Ursache kann eine zu hohe Flüssigkeitsaufnahme sein, Nieren- oder Herzbeschwerden oder auch ein Leberleiden. Man spricht von Hyponatriämie, wenn im Körper in Bezug auf die in ihm gespeicherte Flüssigkeitsmenge zu wenig Natrium vorhanden ist. Betroffen können z. B. auch Menschen sein, die anhaltend Durchfall haben oder sich häufig erbrechen. Wenn sie anschließend viel Wasser oder andere Flüssigkeiten trinken, wird das in ihrem Organismus verfügbare Natrium in einer entsprechend höheren Flüssigkeitsmenge aufgelöst. Dadurch sinken die Natriumkonzentrationen, Symptome einer Hyponatriämie verstärken sich, wie z. B. Müdigkeit, Schwindelgefühle oder Konzentrationsmangel. Wissenschaftler empfehlen: leicht gesalzene Flüssigkeiten aufnehmen, wie Tomaten- oder Gemüsesaft – oder auch ganz einfach nur eine Messerspitze Salz in warmem Wasser verquirlen und das mit Natrium angereicherte Wasser trinken. Dadurch steigen die Natriumwerte im Blut schnell an, man fühlt sich möglicherweise körperlich und mental frischer.

Salzkontrolle in unserem Körper

In unserem Körper befindet sich das meiste Natrium im Blut und in den Flüssigkeiten um die Zellen. Das Mineral sorgt für eine geregelte Wasserbalance in unserem Körper, spielt außerdem eine unersetzliche Rolle für unsere Nerven und Muskeln. Wir nehmen das Mineral vorwiegend durch Essen und Trinken auf und verlieren es über den Schweiß und den Urin. Wenn unsere Nieren gesund sind, sorgen sie dafür, dass die Natriumkonzentrationen stets innerhalb optimaler Werte liegen. Sie scheiden also Natrium über die Blase aus oder halten das Mineral zurück. Wenn sich Natriumaufnahme und -verluste nicht in einer physiologisch gesunden Balance halten, entgleist der Natrium- und damit der Wasserhaushalt.

Bestimmte Rezeptoren kontrollieren unablässig das Blutvolumen sowie die Konzentrationen von Natrium und anderen Elektrolyten in und um unsere Zellen. Weil unser Körper ja zur Hälfte aus Wasser besteht, ist dies für unsere Lebensfähigkeit von vorrangiger Bedeutung. Wenn das Blutvolumen zu stark zunimmt, entdecken Sensoren in Herz, Blutgefäßen und Nieren diese bedrohliche Entwicklung und geben den Nieren den Befehl, mehr Natrium auszuscheiden, bis sich das Blutvolumen wieder normalisiert. Bekanntlich bindet Natrium Wasser und erhöht somit die Blutmenge. Wenn Blutvolumen oder Natriumkonzentrationen zu stark absinken, sorgen diese Sensoren dafür, dass das Blutvolumen wieder steigt.

Bei diesem Mechanismus stimulieren die Nieren die Nebenniere zur Sekretion des Hormons Aldosteron, das die Nieren veranlasst, Natrium zurückzuhalten, dafür aber mehr Kalium auszuscheiden. Dann wird weniger Urin produziert, möglicherweise steigt dann wieder das Blutvolumen. Die Hirnanhangdrüse ihrerseits sekretiert ihr antidiuretisches Hormon, das die Nieren veranlasst, Flüssigkeit zurückzuhalten. In diesem Fall steigt auch wieder das Blutvolumen. Bei all diesen Mechanismen spielt Salz bzw. seine Kernsubstanz eine außerordentlich wichtige gesundheitliche Rolle.

Wenn dem Gehirn Salz fehlt

- Unsere rund 300 Milliarden Gehirnzellen reagieren besonders empfindlich auf Störungen im Salzhaushalt bzw. auf Störungen von Natriumkonzentrationen im Blut. Dies ist der Grund, weshalb bei Natriummangel die ersten Symptome psychischer Natur sind: chronische Müdigkeit, Lethargie, Nervosität, Phlegma, Willensschwäche, Schlafbedürfnis, Schwindelanfälle.
- Je tiefer die Natriumwerte absinken, desto schwerwiegender prägen sich Symptome wie Lethargie, Nervosität, Schlafbedürfnis, Schwindelanfälle aus. Ältere und alte Menschen sind davon besonders betroffen.
- Unsere Gehirnzellen sind in etwa einer Billion sogenannter Glia-Zellen eingebettet, aus denen sie ihre Nährstoffe beziehen. Diese Glia-Zellen dienen gleichzeitig als Immunschutz und spielen eine bedeutende Rolle bei der Aufrechterhaltung einer

gesunden, vitalisierenden Gehirn-Rückenmark-Flüssigkeit. Diese Nährlösung muss ständig mit Biostoffen angereichert sein, die das Gehirn für seine Funktion benötigt, wie Vitamine, Eiweißbausteine, hochwertige ungesättigte Fettsäuren, Glukose usw.

- Aus den Glia-Zellen, den wohl faszinierendsten mikroskopisch winzigen Versorgungsstationen in unserem Körper, führen feinste elektrisch geladene Natrium-Kanälchen in die Hauptsubstanz des Gehirns. Über diese Kanälchen werden Nervenimpulse geleitet. Ohne ausreichend Natrium kann dieses Wunderwerk Gehirn nicht funktionieren.
- Dass wir bei Natrium- bzw. Salzmangel müde werden, ist eine Schutzfunktion der gütigen Mutter Natur. Die will nämlich vermeiden, dass wir mit mangelhaft ausgerüsteten Gehirnzellen Risiken eingehen und Herausforderungen annehmen, denen wir im Augenblick nicht gewachsen sind.
- Wenn die Natriumkonzentrationen im Blut erhöht werden, funktioniert die Nervensignalübertragung im Gehirn (wieder) besser. Sportler, die viel schwitzen und mit dem Schweiß Natrium absondern, sind nach Training oder Wettkampf oft mental erschöpft. Nach dem Konsum eines natriumhaltigen Energie-Drinks steigt die Natriumkonzentration im Blut rasch und das Gehirn wird wieder mit dem wichtigen Leistungsfutter versorgt.
- Nirgendwo sonst in unserem Körper ist die Feinabstimmung zwischen Elektrolyten, also den Flüssigkeitssalzen, so verwundbar wie in unserem Gehirn. Minimale Schwankungen im Natriumgehalt von Blut und Rückenmarksflüssigkeit entscheiden darüber, ob den Gehirnneuronen ausreichend Biostoffe zur Verfügung stehen oder ob ihnen ihr lebenswichtiges Wasser entzogen wird – und damit eben auch die Biostoffe, die sie für ihre Funktionstüchtigkeit benötigen.
- Genau wie unsere übrigen Körperzellen trocknet ein Zuviel an Salz, bzw. an Natrium und auch an Chloriden, unsere Gehirn- und Nervenzellen aus, lässt sie demnach rascher altern.

Ältere Menschen sind von fehlender Kontrolle besonders betroffen

Mit zunehmendem Alter lässt die körpereigene Kontrolle über den Flüssigkeits- und Natriumhaushalt oft nach, bedingt durch Fehlernährung, speziell eine zu salzreiche Kost. Daraus entwickeln sich zunächst schleichend Beschwerden. Ursache für eine Entgleisung des Flüssigkeits- und Natriumhaushalts gibt es mehrere:

- *Abnehmendes Durstempfinden:* Wenn Menschen älter werden, sinkt oft das Verlangen nach Flüssigkeit, das – wie bei Kindern – angemessene und häufige Durstgefühl nimmt nach und nach ab – und damit auch die zwingend gebotene Flüssigkeitsaufnahme. Als Folge davon trocknen Zellen aus, verlieren ihre Leistungsfähigkeit.
- *Nierenschwäche:* Wenn wir älter werden, sinkt meist die Leistungsfähigkeit der Organe, so auch jene der Nieren. Die scheiden dann mehr Flüssigkeit über Blase und Urin aus als normal. Die Nieren verlieren ihre Fähigkeit zur sogenannten Homöostase des Urins, also zur Aufrechterhaltung und zum Austausch von Biosubstanzen. Sie können dann nicht mehr ausreichend Schlacken und andere Schadstoffe an den Harn abgeben und wichtige Biostoffe ans Blut zurückfiltern. Dadurch werden nicht nur die Nieren belastet, son-

dern dem Organismus fehlen auch viele wichtige stoffwechselaktive Nährstoffe.

- *Zu wenig Körperwasser:* Babys bestehen noch zu rund drei Vierteln aus Wasser, Kleinkinder zu zwei Dritteln. Deshalb sind ihre Knochen und Organe auch gut gepolstert, sie tun sich nicht so leicht weh, wenn sie hinfallen. Je älter wir werden, desto mehr sinkt der Wasseranteil. Bei Erwachsenen steuert Wasser noch rund die Hälfte zum Körpergewicht bei, bei den meisten Sechzigjährigen sind es nur noch 45 oder gar nur noch 40 Prozent. Wenn jetzt beispielsweise durch Hitze, Fieber oder zu rasches Atmen noch mehr Flüssigkeit verloren geht, können ernsthafte Symptome die Folge sein, wie Kreislaufprobleme, Sehschwäche, Verdauungsstörungen oder auch Übergewicht, weil der Zellstoffwechsel sinkt und weniger Körperfett zu Zellenergie verheizt wird.

Unser Wasserhaushalt ist extrem empfindlich. Bei älteren oder alten Menschen hält der Organismus oft zu viel Wasser zurück, scheidet es also nicht aus. Dieses Wasser reichert sich dann im extrazellulären Gewebe an, in dem alle Zellen eingebettet sind, es kommt also dem Stoffwechsel nicht zugute. Dadurch sinken die Natriumkonzentrationen. In Krankenhäusern wird alten Patienten oft viel Wasser intravenös verabreicht, entweder weil sie nicht ausreichend trinken oder vor einer Operation stehen. Dadurch steigt aber gleichzeitig das Risiko einer Hyponatriämie.

Natrium hat viele Aufgaben

Jedem Biostoff, den wir mit der Nahrung aufnehmen, hat die Natur gewissermaßen bestimmte Aufgaben zugeordnet. Die Vitamine C oder A helfen im Immunsystem aus, Magnesium bei der Energiegewinnung in Zellen, Chlor (ebenfalls Salzbestandteil) bei der Produktion von Magensäure, Chrom bei der Stoffwechselverwertung von Kohlenhydraten. Natürlich verrichtet auch Natrium lebenswichtige Jobs in unserem Organismus:

- *Muskelbewegungen:* Sportler wissen ein Lied davon zu singen, dass schweißtreibende Aktionen rasch zu Muskelkrämpfen führen können. Die Ursache ist Natriummangel, extreme Schweißbildung führt natürlich zu Salzmangel im Körper. Die Übertragung von Nervenimpulsen in Muskeln ist ohne Natrium nicht möglich. Muskelschwäche kann deshalb ein Indiz dafür sein, dass dem Organismus Natrium bzw. Salz fehlt.
- *Blutdruck:* Die Natrium-Kalium-Pumpe, dieses billiardenfach in unserem Körper vorhandene Wunderwerk der Natur, hält den Wasserstand konstant und presst Wasser aus dem Blut in die extrazelluläre Flüssigkeit (in der die Zellen eingebettet sind), oder aber sie gibt überschüssiges Wasser an den Blutstrom ab und hilft damit bei der Regulierung des Blutdrucks. Wenn Zellen durch

zu viel Natrium bzw. Salz ausgetrocknet werden, steigt der Blutdruck – oft schon eine halbe Stunde nach einer Mahlzeit.

- *Elektrische Spannungen:* Gehirnsignale führen zu einer extrem kurzen Arbeitspause der Pumpe, schalten sie also für den Zeitraum von oft nur einer Millionstel Sekunde aus, damit Nervenimpulse von einer Zelle zur anderen überspringen können – ein Beispiel dafür, in welch elektronisch schnellen Geschwindigkeiten unser Hirnstoffwechsel funktioniert. Mineralien gelten Wissenschaftlern oft als der wahre Keim allen Lebens, weil sie elektrisch geladen werden können und auf diese Weise Nervenspannungen überhaupt erst ermöglichen. (Lesen Sie darüber bitte mehr im nachfolgenden Kasten.)
- *Nährstofftransport:* Da Kohlenhydratmoleküle keinerlei elektrische Ladung haben, können sie sich in unserem Körper nicht selbsttätig bewegen. Sie benötigen also ein Stoffwechseltaxi – nämlich Natriumionen, also geladene Natriumteilchen. Vor allem die Darmschleimhäute sind enorm reich mit Natrium besetzt, weil über sie ja der Nährstofftransport durch winzige Poren und Kanälchen in der Darmschleimhaut ins Blut erfolgt. Zu viel Natrium freilich bedeutet Wasser im Bauch.
- *pH-Wert:* Natrium ist einer jener Elektrolyte, die den Säurewert in unserem Körper gewissenhaft überwachen. Das Blut, das leicht basisch, also alkalisch ist, darf nämlich nie übersäuern. Wenn der pH-Wert unter die gesunde Marke von 7,38 absinkt, wird ein Teil der Blut-

alkalien dafür verwendet, entstandene Säuren zu neutralisieren. Dann schrillen die Alarmsirenen in unserem Körper, es kann bereits zu Stoffwechselstörungen mit womöglich ernsten Folgen kommen.

Elektrik in der Zelle

- Wenn wir einen Salzstreuer in die Hand nehmen und das weiße Kristall über unsere Pommes frites rieselt, denken wir nicht daran, dass das enthaltene Natrium so großartige Funktionen in unserem Organismus ausüben kann. Die vielleicht wichtigste davon: die sogenannten Aktionspotenziale. Dies sind elektrische Erregungsreize für die ultraschnelle Signalübertragung zwischen Gehirnzellen, aber auch für die sogenannten Motoneuronen, die unsere Muskeln aktivieren.
- Wenn ein Signalreiz eine erregbare Zelle von Nerv oder Muskeln trifft, kommt es zu minimalen Veränderungen in der Schutzmembran der Zelle und auch die darin enthaltener Ionen verändern ihre Leitfähigkeit.
- Durch eine Spannungsänderung in der Membran wird in unendlich geringen Mengen elektrischer Strom erzeugt, Nerven nutzen diese Aktionspotenziale, um Informationen über lange Entfernungen im Inneren unseres Körpers weiterzugeben. Denn ohne Energie und Elektrik geht im geheimnisvollen Netzwerk unseres Gehirn- und Nervensystems gar nichts.
- Die Signalwege sind lang, sie verlaufen entlang der Neuronen, erstaunlicherweise ohne an Tempo oder Energie zu verlieren. Produziert werden diese Potenziale von zwei Arten von Ionen-Kanälen, dem Natrium-Kanal und dem Kalium-Kanal, die in einem faszinierenden Zusammenspiel für einen funktionierenden Stoffwechsel sorgen.
- Das Öffnen und Schließen der beiden jeweiligen Kanäle ist von der Natur äußerst präzise eingerichtet, es funktioniert seit Millionen Jahren stets gleich, bei uns Menschen ebenso wie

bei allen Tieren. Nervenreize überbrücken das Neuronengeflecht mit einer Geschwindigkeit von 120 Metern pro Sekunde. Ein einziger Gedanke kann demnach innerhalb Zehntelsekunden den ganzen Organismus in Erregung versetzen.

- Beim Zusammenwirken der beiden Mineralien strömen Kalium-Ionen in die Zelle ein. Zusammen mit viel Wasser, das mit Nährstoffen aller Art aufgeladen ist: mit Vitaminen, Enzymen, Spurenelementen, Aminosäuren usw.
- Das viele frische Wasser verdrängt unter Beihilfe von Natrium verbrauchte Zellflüssigkeiten mit all ihren unnützen Schlacken, Säuren und Abfällen. Die werden dann draußen vor der Zelle abgeladen, in der sogenannten extrazellulären Flüssigkeit.
- Die extrazelluläre Flüssigkeit ist im Bindegewebe eingelagert, das den Zellmüll normalerweise per Abtransport über Lymphe und Blut entsorgen würde. Wenn der Salzkonsum zu hoch ist, wird dieses extrazelluläre Wasser jedoch im Kollagen gebunden. Anstatt dass es abgebaut wird, sammelt sich immer noch mehr säurehaltiges Wasser an. In einem solchen Fall sprechen Wissenschaftler von Übersäuerung. Der Körper wird dieses Säurewasser oft nur noch schwer los.

Kinder brauchen mehr Natrium

Bei Babys und Kleinkindern ist der Bedarf an diesem Lebensmineral deutlich höher als bei Erwachsenen, weil ihr Körper mehr Flüssigkeit enthält. Damit die feine Komposition an Elektrolytsalzen in diesen Flüssigkeiten ausbalanciert wird, brauchen sie neben anderen Mineralien, wie Kalium, Kalzium, Magnesium und Phosphor, auch mehr Natrium, das erheblich dazu beiträgt, Flüssigkeiten im Organismus zu binden. Vor allem in dem Zeitraum von Geburt bis zum ersten Lebensjahr steigt der Natriumbedarf steil an, weil das Kind an Gewicht stark zunimmt, dementsprechend auch mehr Wasser bindet, sinkt dann allmählich wieder.

In einem gemäßigten Klima, in dem Babys und Kleinkinder also nicht stark schwitzen, reicht der Salz- bzw. Natriumgehalt in Muttermilch und Kindernahrung aus. Weil die Neugeborenen und kleinen Kinder so viel Natrium brauchen, sprechen ihre Geschmacksknospen auf Gaumen- und Zungenschleimhaut auch besonders auf das verführerische Kristall an. Deshalb reichern Hersteller entsprechender Nahrung ihre Produkte oft mit zu viel Natrium an. Damit wird nicht selten bereits der Grundstein für eine spätere Verführbarkeit im Erwachsenenalter gelegt.

Bereits während der ersten Monate einer Schwangerschaft steigt der Natriumbedarf der werdenden Mutter stark an, weil ja nun zusätzlich zu ihrer eigenen Versorgung auch der Flüssigkeitsanspruch des Embryos wächst. Bei der stillenden Mutter wird der Natriumbedarf noch einmal sehr groß. Doch auch dieser Bedarf wird in gemäßigten Klimazonen durch normale, gesunde Ernährung gedeckt, lediglich ein halbes Gramm pro Tag sollte zusätzlich aufgenommen werden. Bei Stress wird allerdings mehr Natrium verbraucht, dann sollte die Elektrolyt-Balance ärztlich kontrolliert, die Salzaufnahme möglicherweise erhöht werden. Ein sensibles Hormonsystem wacht darüber, dass über Stuhl, Urin und Schweiß nicht zu viel Natrium ausgeschieden wird und die Natrium- bzw. Wasserbalance im Körper im gesunden Bereich verbleibt.

Chlor: die zweite Zutat in unserem Salz

Chloride, die Salze der Salzsäure, sind ebenfalls unersetzlich für Aufbau und Aufrechterhaltung einer Wasser- und Elektrolyt-Balance in unserem Körper. Während Natrium und Kalium für den Transport von Nährstoffen und Abfällen in der Zelle lebensnotwendig sind, sind Chloride in den Zellen in nur geringen Konzentrationen vertreten, dafür aber umso mehr in der Gehirn-Rückenmarkflüssigkeit, dem sogenannten Liquor. Hier wirken Chloride als wichtigste negativ geladene Teilchen bei der Nervenreizübertragung, ihre Konzentration ist deshalb im Liquor wesentlich höher als im Blut. Chlor selbst ist ein grünlich-gelbes, übel riechendes Gas, das für unseren Stoffwechsel nutzlos ist. Es wird für die Wasserdesinfektion verwendet, z. B. in Schwimmbädern. Dafür sind die Chloride, die chemischen Verbindungen aus Chlor, umso wichtiger für unseren Organismus.

Eine besonders bedeutsame Aufgabe erfüllen Chloride in den Belegzellen der Schleimhaut unseres Magens. Hier wird nämlich fleißig Magensäure hergestellt, die Salzsäure, bestehend aus Chlorwasserstoff, chemisch: HCl. Vor allem für den Aufbau eines physiologisch gesunden pH-Werts im Magensaft werden Chloride benötigt. Während nämlich Kohlenhydrate bereits im oberen Magenabschnitt sehr leicht durch Amylase-Enzyme abgebaut werden, benötigt das Nahrungseiweiß in tiefer gelegenen Magenabschnitten viel Salzsäure, um vorverdaut werden zu können.

Fehlen Chloride, dann können Proteine nur unzureichend zersetzt werden. Die Proteasen im Dünndarm, eiweißzersetzende Enzyme, reichen dann oft nicht aus, um z. B. so einen zähen Bissen Schnitzel gänzlich zu Aminosäuren zu zerkleinern. Die Folge sind Verdauungsprobleme wie Durchfall, Blähungen oder Verstopfung. Viel Magensäure wird auch benötigt, um Eisen und Kalzium zu ionisieren, also elektrisch aufzuladen. Denn nur in diesem Zustand können die beiden Biostoffe in unserem Organismus verwertet werden. Ohne Chloride kann es schnell zu Eisen- oder Kalzium-Mangel kommen.

Zehn Gründe, warum Salz für uns so wichtig ist

1. Zusammen mit Kalium füttert Natriumchlorid unsere Zellen mit Biostoffen und transportiert Zellmüll ab.
2. Salz reguliert im Zusammenspiel mit Hormonen und anderen Substanzen unseren Wasserhaushalt.
3. Mit der Kontrolle über unseren Wasserhaushalt reguliert Salz auch unseren Blutdruck.
4. Das Doppelmineral steuert die Gefäßwandspannung unserer Adern, stellt uns dadurch auf äußere Einflüsse, wie z. B. Wetterschwankungen, ein.
5. Salz ist unerlässlich für die neuronale Reizübertragung in Muskeln.

6. Es sorgt im ganzen Körper für die elektronischen Signalwege bei Nervenreizen.
7. Salz ist für die Aufrechterhaltung des pH-Werts im Blut wichtig. Dabei wirken negativ geladene Chlorid-Ionen mit den positiv geladenen Natrium-Ionen zusammen. Gemeinsam kontrollieren die beiden Mineralien den Basen-Säure-Haushalt.
8. Das im Salz enthaltene Chlorid ist wichtigstes Element der Magensäure, ohne die Eiweiß nicht ausreichend verdaut werden kann.
9. Ohne Magensäure können auch das Mineral Kalzium und das Spurenelement Eisen im Körper nicht optimal verwertet werden.
10. Salz erhöht die mentale und körperliche Fitness.

KAPITEL 3:

Wenn Salz zum Gift in unserem Körper wird

- Wie uns die Lebensmittelindustrie verführt
- Von Tieren lernen: Wie Biostoffe zusammenwirken
- Volkskrankheit Bluthochdruck
- Warnhinweise aus der Wissenschaft
- Kalium – ein Geschenk der Natur
- Zu viel Salz in Kindernahrung
- Kostenfaktor Bluthochdruck

Verführung aus der Tiefkühltruhe

Unser Organismus hat sich im Laufe der biologischen Evolution an naturbelassene Lebensmittel angepasst und unsere Gene und unsere Zellen wünschen sich exakt jene Nährstoffrelationen und -konzentrationen, wie sie die Natur in ihren Produkten hervorbringt: in Obst, Gemüse, Hülsenfrüchten, Nüssen, Milch usw. Die Nährstoffverhältnisse z.B. von Magnesium, Mangan, Zink, Vitamin C, Vitamin B_3, Glukose, Eiweiß und ungesättigten Fettsäuren, wie sie etwa in einer gesund gewachsenen Tomate stecken, sind also auch für unseren Verdauungsapparat ideal – und somit für unseren Stoffwechsel. Beim Verzehr verbleiben keinerlei schädliche Reststoffe, die unseren Körper, unsere Zellen, unser Gewebe belasten.

An dieses Prinzip hat sich die Menschheit, wenn auch unbewusst, über Hunderttausende von Jahren gehalten. Gewissermaßen zwangsläufig, denn es gab ja nur natürlich gewachsene Nahrung. Pommes frites, Candy-Riegel, Bratwürste, Schokoherzen, Salami-Pizza, Fertigsuppen, Dosengulasch oder Cola waren unbekannt. Also all jene süßen, salzigen und fetten Verführer, wie sie, hübsch und verlockend verpackt, in Regalen und Tiefkühltruhen auf ihre unwissenden, manchmal aber auch gern verführten Verbraucher lauern. Hier stehen die Inhaltsstoffe in einem Missverhältnis zueinander und diese Art Nahrung hat schon jahrzehntelang unsere Essgewohnheiten beeinflusst und unseren Stoffwechsel tyrannisiert. Darin liegt auch die Ursache nahezu aller Beschwerden und Krankheiten, die nicht durch traumatische Einflüsse, also z. B. durch Stürze und Unfälle hervorgerufen werden.

Glückliche Rehe

- Säugetiere gibt es schon seit rund 400 Millionen Jahren, Rehe vielleicht erst seit einer Million Jahren. Doch in diesem beträchtlich langen Zeitraum haben sich Rehe stets von derselben Art von Nahrungsmitteln ernährt, von Knospen, Blättern, Früchten usw.
- Die Inhaltsstoffe in diesen Nahrungsmitteln blieben stets gleich, ebenfalls über einen Zeitraum von Millionen Jahren: Vitamine, Spurenelemente, Mineralien, Eiweiß, Fettsäuren, Kohlenhydrate und Wasser.
- An diese naturbelassene Kost in ihrer speziellen Zusammensetzung hat sich nicht nur das Verdauungssystem des Rehs genetisch angepasst, sondern auch der gesamte Stoffwechsel: die Nerven, der Kreislauf, die Organtätigkeit, die Struktur von Haut und Fell, die Sehschärfe, der scharfe Instinkt, die Muskelkraft usw.
- Rehe waren mit ihrer Nahrung stets zufrieden, sie waren sozusagen glückliche Tiere. Nie wären sie auf die Idee gekommen, dass Geschmacksnoten und Düfte ihrer immer gleichbleibenden Nahrung langweilig und unbefriedigend sind, sodass es eigentlich raffinierter gewürzte Blätter, Farne oder Gräser geben müsste.
- Für unsere Vorfahren, die Neandertaler, war Naturnahrung eine Selbstverständlichkeit, über die man nicht groß nachdenken musste – es gab ja auch keine Alternativen. Deshalb

funktionierte der Zellstoffwechsel unserer Urahnen stets mit 100 Prozent Optimalleistung.

- Jegliche, selbst die geringste Abweichung von einem natürlichen Biostoffaufbau in Lebensmitteln schwächt unseren Organismus. Vielleicht zunächst nur unmerklich. Lange können Missverhältnisse in der Zusammensetzung von Nährstoffen in unserer Kost von unserem Stoffwechsel ausgeglichen werden. Doch irgendwann rächt sich die Abkehr von der genetisch-natürlichen Lebensweise in mentalen und körperlichen Problemen jedweder Art. Wir können also von Tieren – und übrigens auch von Pflanzen – viel lernen.

Faszinierend: Wie Biostoffe zusammenspielen

Überall in der Natur, und somit auch in uns Menschen, arbeitet der Stoffwechsel mit rund 80 unterschiedlichen Biostoffen in einer vollkommenen Ordnung zusammen. Pflanzen synthetisieren und produzieren diesen idealen Nährstoffmix und geben ihn unverändert an uns als unsere Nahrung weiter. Dieses perfekte System bildet die Grundlage für unsere Gesundheit.

Biostoffe werden also in einer idealen Zusammensetzung produziert, wir sollten aber unser Augenmerk auch auf eine weitere große Leistung der Natur richten: dass sich nämlich Nährstoffe und Hormone die Waage halten, sich gegenseitig aktivieren oder auch hemmen. Damit nicht z. B. ein Spurenelement in zu hoher Konzentration in unserem Blut vorhanden ist oder auch Rezeptoren an Schutzhüllen von Zellen besetzt, übt die Natur in uns eine Kontrolle aus, es gibt eine Art Schutzmechanismus, der sicherstellt, dass Nährstoffe oder andere Substanzen stets in physiologisch gesunder Gewichtung auftreten. Typischstes Beispiel dafür ist die unendlich fein abgestimmte Relation von Natriumchlorid und Kalium. Natriumchlorid, also Kochsalz, darf nicht zum Feind unserer Gesundheit werden, darüber wachen Kontrollstoffe, wie z. B. Kalium oder auch spezielle Überwachungshormone.

Agonisten und Antagonisten

- Als Antagonisten werden Gegenspieler in unserem Organismus bezeichnet, also Stoffe oder Substanzen, die im Körper eine gegensätzliche Wirkung hervorrufen und gegebenenfalls als wichtige Inhibitoren (Hemmstoffe) auftreten.
- Zink ist der Gegenspieler von Kupfer, einem weiteren Spurenelement. Wenn Zink fehlt (ein Zinkdefizit ist eines der am weitesten verbreiteten Mangelprobleme), reichert sich Kupfer vor allem im Nervengewebe unverhältnismäßig hoch an, was zu nervösen Störungen aller Art führen kann.
- Prolaktin, ein Hormon aus der Hirnanhangdrüse, ist Antagonist von sexuell stimulierenden Hormonen. Prolaktin ist das Laktationshormon, es wird vor allem in den letzten Schwangerschaftswochen und in der Stillzeit ausgeschüttet. Ist ja auch ganz klar: Wenn ein Baby erst einmal auf der Welt ist, sind Sex und Erotik eher unerwünscht.
- Unsere Muskeln werden von Gegenspielern kontrolliert, den sogenannten Extensoren und Flexoren – eine Vorsichtsmaßnahme gegen eine mögliche Überbelastung.
- Im vegetativen Nervensystem halten sich das Stresssystem Sympathikus und das Schlaf-Ruhesystem Parasympathikus gegenseitig die Balance.
- Eine ganz besonders wichtige Rolle spielen Gegenspieler in unseren rund 30 000 Genen. Diese Gene hemmen und stimulieren alle Funktionen in unserem Körper, vom Lidschlag bis hin zur Produktion von Verdauungsenzymen. Sie kontrollieren sich gegenseitig selbst – eine weitere Schutzmaßnahme der gütigen Mutter Natur.
- Mitunter ist es nur ein unendlich winziges Molekülstück, das gegensätzliche Wirkungen auslöst. So unterscheidet sich

etwa das Hirnanhangdrüsenhormon ADH (auch als Vasopression bezeichnet) in seiner Struktur nur durch eine einzige Aminosäure von Oxytocin, seinem Gegenspieler. Beide Hormone bestehen aus jeweils nur neun Eiweißbausteinen und werden in der Hirnanhangdrüse lediglich Zehntelmillimeter voneinander getrennt gespeichert. So kann die Drüse bei Bedarf über einen genetischen Befehl die Synthese von ADH hemmen und die von Oxytocin anregen – oder umgekehrt.

Fazit: Wenn nur ein einziger Biostoff, egal ob Aminosäure, Vitamin oder Spurenelement, in geringerer oder höherer Konzentration in der Nahrung vorhanden ist, entsteht bereits ein ungesundes Missverhältnis. Hier interessieren uns besonders die Folgen, wenn z. B. die Natriumwerte zu hoch sind, weil wir zu salzreich essen.

Salz – die besondere Gefahr

Bei den vielen verschiedenen Nährstoffen und Nahrungsbestandteilen wirkt es sich unterschiedlich und auch unterschiedlich schlimm aus, wenn wir sie ständig im Überfluss zu uns nehmen. Eine Rolle spielt, wie schnell und leicht Biostoffe über die Nieren aus dem Körper ausgeschwemmt werden.

- Vitamin C und alle B-Vitamine sind weitgehend wasserlöslich. Ein Übermaß wird prompt über Stuhl und Urin aus dem Körper ausgeschwemmt.
- Fettlösliche Vitamine, wie A, D, E und K können sich toxisch im Gewebe anreichern, wenn sie in hohen Konzentrationen eingenommen werden. Dies kann allerdings nur geschehen, wenn die Vitamine aus der Pillendose konsumiert werden. Wer extrem viel Beta-Karotin einnimmt, weil er pfund- oder kiloweise Karotten isst, kann davon allenfalls gelbe Handflächen bekommen.
- Wer als typischer Barbecue- und Schnitzelfan schon zum Frühstück seine Rühreier mit Schinken braucht und ohne Fleisch nicht leben kann, wird die in diesen Lebensmitteln enthaltenen Purine nicht mehr richtig los. Die sind massiver Bestandteil der Zellkerne im Fleisch, sie verstopfen womöglich Nierenfilter und

können nur schwer aus dem Körper abtransportiert werden. Die Folge können Gicht und Gelenkprobleme sein.

- Gesättigte Fettsäuren werden als Depotfett und in Form von Triglyzeriden rund um Bauch, Hüften, Po und Oberschenkel gehortet. Je mehr fettes Fleisch, Hackfleisch, Wurst oder fetten Käse jemand verzehrt, desto mehr erweitert das Fettgewebe seine Kapazitäten, um möglichst alle angelieferten Fettmoleküle auch speichern zu können. Viel mehr als (potenzielle) Gesundheitsgefahren als Übergewicht und Fettleibigkeit entsteht zu Beginn nicht.
- Die nächst höhere Gefahrenstufe bringt da schon der Zucker mit sich. Ebenfalls ein weißes Kristall wie Salz, wird der Konsum von einer Ausschüttung des Hormons Insulin aus der Bauchspeicheldrüse begleitet. Denn Zucker bzw. alles Süße, auch süße Getränke, wird sehr schnell zu Glukose abgebaut, der kleinsten Einheit der Kohlenhydrate. Glukose ist Blutzucker, dessen Konzentration steigt also zunächst stark an, sinkt dann aber unter dem Einfluss von Insulin rasch wieder ab. Denn Insulin baut die Glukosemoleküle schnell wieder in Zellen ein. Da der Blutzucker praktisch die einzige Energienahrung für Gehirn- und Nervenzellen ist, erregt ein solches Absinken oft unwiderstehliche Suchtgefühle nach Süßem. Zu viel Glukose wird zu Depotfett abgebaut, macht also ebenfalls dick. Wer jahre- oder jahrzehntelang nicht vom Süßen lassen kann, wird bald zum Risikofall für einen Diabetes, die verhängnisvolle Zuckerkrankheit.

- So katastrophal sich ein solcher Diabetes im Gewebe auch auswirken kann – noch bedrohlicher sind die Gefahren, die von dem zweiten Suchtkristall ausgehen: vom Salz. Denn die Bestandteile Natrium und Chlorid greifen tief und verwundend in die übersensiblen Mechanismen unseres Nervensystems und unseres Wasserhaushalts ein.

Volkskrankheit Bluthochdruck

Rund 22 Millionen Erwachsene leiden in Deutschland zeitweise oder ständig an erhöhtem oder hohem Blutdruck – eine alarmierende Zahl. Weil inzwischen etwa jeder Zweite Übergewicht hat (einer der Risikofaktoren), steigt die Anzahl der Betroffenen. Selbst Kinder und Heranwachsende haben oft einen zu hohen Blutdruck, bedingt durch Fehlernährung, Bewegungsmangel und auch durch Stress, wenn Eltern allzu ehrgeizig darauf drängen, dass ihr Kind gute Schulnoten nach Hause bringt, außerdem Sport treibt, ein Musikinstrument erlernt und anderweitig belastet wird.

Mit zunehmendem Alter nehmen Blutdruckwerte meist zu. Statistisch gesehen leidet bereits jeder zweite der über 50-jährigen Erwachsenen in Deutschland an Hypertonie, einem überhöhten Blutdruck. Als verhängnisvoll wirkt sich aus, dass man einen zu hohen Blutdruck nicht an spezifischen Symptomen spürt. Rund die Hälfte der Betroffenen – auch viele junge Menschen – wissen und ahnen gar nicht, dass sie längst zum Patientenkreis mit hohem Risiko gehören. Immerhin sind blutdruckbedingte Krankheiten Ursache von etwa 400 000 Todesfällen, also rund der Hälfte aller Todesfälle in Deutschland. Salz, chemisch Natriumchlorid, zählt dabei zu den heimlichen Verursachern.

Mithilfe eines Blutdruckmessgeräts lässt sich heute leicht ermitteln, wie eine einzige sehr salzreiche Mahlzeit die digitalen Ziffern für den systolischen und den diastolischen Blutdruck schon nach etwa einer Dreiviertelstunde nach oben treibt. Empfehlenswert ist es, mithilfe eines eigenen Messgeräts seinen Blutdruck selbst zu überprüfen. Auch in Apotheken kann man seinen Blutdruck – meist über eine Oberarmmanschette – messen lassen. Dafür wird eine geringe Gebühr von vielleicht nur einem oder zwei Euro erhoben, oft ist es aber auch kostenlos, als Kulanzleistung der Apotheke.

Was wir über unseren Blutdruck wissen sollten

Unser Herz treibt unablässig Blut durch unseren Kreislauf, mit einem bestimmten Druck innerhalb der Gefäße. Mit jedem Herzschlag wird das Blut stoßweise durch das Adernnetz gepumpt. Dafür ist ein gehöriger Druck nötig, denn immerhin besteht unser Kreislauf aus insgesamt rund 100 000 Kilometern feinster und großer Gefäße.

Die feinsten Gefäße, die Arteriolen, die sich um unsere Zellen schmiegen, sind so dünn, dass sich gerade mal ein rotes Blutkörperchen hindurchquetschen kann. Hier fließt das Blut äußerst langsam. Das muss auch so sein, denn sonst könnten die Zellen nicht ihre Nährstoffe daraus entnehmen. Andererseits strömt das Blut in den großen Schlagadern in enormem Tempo dahin.

Der Blutdruck wird in zwei Werten ermittelt, dem systolischen und dem diastolischen Blutdruck. Der systolische Wert ist der höhere Wert, er gibt Aufschluss über den höchsten Druck während der Anspannungs- und Druckphase der linken Herzkammer. Ein normaler, also gesunder systolischer Blutdruck bewegt sich zwischen 110 und 130 mmHg, einer Messeinheit, berechnet nach Millimetern (mm) gegenüber der Marke auf einer Quecksilbersäule (Hg). Dem Pumpvorgang mit hohem Druck folgt zwangsläufig ein Nachlassen, gewissermaßen eine kurze Erholungsphase des Herzens. In dieser wird der diastolische Blutdruck gemessen, der sich im Normalfall zwischen 80 und 90 mmHg bewegt. Während dieser Entspannungsphase schießt erneut Blut in die Herzkammern ein, das dann unter systolischem Druck wieder in den Kreislauf gepumpt wird. Die Blutdruckmesswerte sind also stets ein Zahlenpaar aus beiden Werten. Selbst kleinste Stressbelastungen steigern den Blutdruck, weil ja unter mentalem oder körperlichem Stress die Herz- und Konzentrationsleistung gesteigert werden muss, um dem jeweiligen Stressfaktor gerecht zu werden. Natürlich verändert sich unser Blutdruck auch im Laufe eines Tages ständig. Nicht nur Stress spielt dabei eine Rolle, sondern auch, was wir gegessen oder getrunken haben, wie viel Schlaf und Ruhephasen wir uns gegönnt haben. Auch äußere Einflüsse spielen eine bedeutende Rolle. Zu den äußeren Faktoren gehören auch die Luftdruckverhältnisse, die von sogenannten Barorezeptoren in unseren Gefäßwänden unablässig wahrgenommen werden. Die Rezeptoren in den Adern zählen zu den sensibelsten Faktoren in unserem Organismus. Sie spielen bei der jeweiligen Festlegung des Blutdrucks die größte Rolle und sind dabei extrem abhängig von einer Substanz, die ihr Freund und Verbündeter sein kann – oder ein tückischer Feind: vom Salz.

Die Weltgesundheitsorganisation (WHO) hat präzise Grenzwerte für den Blutdruck festgelegt, um international einheitliche Richtlinien zu schaffen:

Einteilung der Blutdruckwerte

	systolisch	diastolisch
Idealer Blutdruck	120	80
normaler Blutdruck	130	85
noch innerhalb normaler Werte	130–139	85–89
leichter Bluthochdruck, Schweregrad 1	140–159	90–99
mittelschwerer Bluthochdruck, Schweregrad 2	160–179	100–109
gravierender Bluthochdruck, Schweregrad 3	180	110

Ein einziger Messvorgang, etwa in der Apotheke oder mit dem eigenen Messgerät, gibt noch keinen Aufschluss über den Dauerstatus des Blutdrucks. Und, gut zu wissen: Ein völliger Verzicht auf salzreiche Kost für den Zeitraum von nur 24 Stunden kann bereits zu günstigeren Werten führen.

Das Geheimnis der Barorezeptoren

Unser Organismus wird von zwei übergeordneten Systemen beherrscht: vom Gehirn und vom Herz-Kreislauf-System, in dem Barorezeptoren eine bedeutende Rolle spielen. Diese kleinen Reflex-Nerven sitzen in den Gefäßwänden, sie puffern fremde Einflüsse ab, die ernährungs-, luftdruckbedingt oder auch stressbedingt sein können. Sie schützen uns also, sind aber machtlos gegen allzu starke feindliche Angriffe, so z. B. gegenüber Salz, Kaffee, Nikotin oder anderen Giften. Barorezeptoren sind ebenso verletzlich wie Gehirnzellen und sind, um optimal funktionieren zu können, auf natürlich gesunde Ernährung angewiesen.
Barorezeptoren sitzen überall in den Wänden unserer Venen und Arterien, sie kontrollieren den Druck des fließenden Bluts auf die Gefäßwände und melden ihn ans zentrale Nervensystem. Auf Grund dieser Meldewerte wird im Körper der Widerstand der Gefäße erhöht oder erniedrigt und die Pumpleistung des Herzens angeglichen. Dies geschieht immer dann, wenn der Blutdruck von normalen Druckwerten abweicht. Barorezeptoren sind also erste Instanz für die Aufrechterhaltung eines gesunden Blutdrucks. Sie spüren sofort, wenn sich Gefäßwände auch nur extrem geringfügig weiten oder verengen und melden diese Veränderung ans Nervensystem.

Es gibt zwei Arten dieser feinen Messhormone: Barorezeptoren für den arteriellen Hochdruck und solche für den niedrigen Druck, diese werden auch als cardiopulmonäre Rezeptoren bezeichnet. Arterielle Rezeptoren werden durch Druckveränderungen stimuliert, sie sitzen als feine Nervenenden in der sogenannten Tunica adventitia, einer lockeren Bindegewebsschicht in der inneren Auskleidung der Arterien.
Dies mag zunächst etwas kompliziert klingen, ist aber wichtig, damit wir verstehen, woher unsere oft bedrohlichen Blutdruckschwankungen herrühren. Der Verzehr von nur zehn dünnen Salzstangen kann diese Nervenenden zum Beispiel derart aktivieren, dass der Blutdruck um mehrere Punkte ansteigt.
Nerven leiten dann über ihre Verzweigungen Signalpotenziale ans Zentralnervensystem weiter, autonome Nerven (also solche, die unserem Willen nicht unterworfen sind) sorgen dann für einen direkten Effekt auf Herz und Kreislauf. Auch die Bildung und der Ausstoß von Hormonen, die den Blutdruck beeinflussen, werden von diesen Rezeptoren unmittelbar beeinflusst.
Barorezeptoren reagieren enorm rasch, um einen normalen Blutdruck herzustellen – dies allerdings nur kurzfristig. Das Dilemma vieler (oder fast aller) Betroffenen mit erhöhtem Blutdruck oder Bluthochdruck ist, dass sich Barorezeptoren bereits nach einem oder zwei Tagen auf neue Werte einstellen. Dies bedeutet, dass sie einen erhöhten oder hohen Blutdruck als normal einschätzen und sich zur Aufgabe machen, diesen – zu hohen – Blutdruck aufrechtzuerhalten. Im Laufe von Wochen oder

Monaten können Barorezeptoren dann zunehmend unempfänglicher für Veränderungen werden.
Die Rezeptoren, die für niedrigen Blutdruck zuständig sind, sitzen in großen Venen und in den Wänden des rechten Vorhofs des Herzens. Sie regeln insbesondere das Blutvolumen. Diese Art von Rezeptoren wirkt sowohl im Kreislauf als auch in den Nieren, sie sorgt für Veränderungen in der Synthese und Sekretion von Hormonen, die wiederum einen gewaltigen Einfluss auf unseren Salz- und Wasserhaushalt haben. Rezeptoren und Hormone steuern demnach gemeinsam die Aufnahme von Salz und Wasser und damit auch den Blutdruck.
Wenn die unendlich feine Funktion dieser Rezeptoren gestört wird, glaubt der Organismus womöglich irrtümlicherweise, ein zu geringes oder auch zu großes Blutvolumen zu haben. Er verändert daraufhin Blutvolumen und -druck – mit gesundheitlichen Folgen. Natriumchlorid, unser Kochsalz, ist dabei der gefährlichste Übeltäter. Moderne Zellphysiologen sind der Meinung, dass selbst ein einziges Körnchen Kochsalz die sensitive Erregbarkeit der Gefäßrezeptoren aus dem Gleichgewicht bringen kann.

Woher weiß der Laubfrosch, dass das Wetter besser wird?

● Früher, als es noch keine preisgünstigen Barometer zu kaufen gab, erhielt man oft vom Laubfrosch in seinem Weckglas Auskunft über Wetteränderungen. Wenn sich eine Hochdrucklage ankündigte, kletterte er auf seinem winzigen Holzleiterchen nach oben. »Das Wetter wird besser«, hieß es dann.

- Winzige Barorezeptoren in den Gefäßwänden des kleinen Tieres reagierten auf geringste Luftdruckveränderungen. Es kletterte auf den Sprossen nach oben, weil der nahende Hochdruck Gefäße verengte, was den Blutdruck des kleinen Tieres ansteigen ließ und es auf diese Weise unternehmungslustiger machte. Dieses Prinzip ist in allen Tieren und Pflanzen und auch in uns Menschen genetisch eingeprägt. Unter Tiefdruck mit Schlechtwetterzonen weiten Pflanzen ihre sensiblen Venen, denn nun müssen sie ja aus dem regendurchnässten Erdreich neue Nährstoffe aufnehmen. Da müssen die Transportwege leistungsfähiger, also erweitert werden.
- Auch wir Menschen werden bekanntlich bei anziehendem Regenwetter oft müde. Manchmal bekommen wir sogar Kopfweh oder wir werden nervös und unruhig. Dies hängt damit zusammen, dass unsere Barorezeptoren dafür sorgen, dass sich Gefäße weiten. Als Folge davon sinkt der Blutdruck leicht ab, da ist man dann schneller erschöpft und lustlos. Dies ist die Zeit, in der wir uns nicht überanstrengen sollten. Lieber dem Gebot der Natur nachgeben und bei nahendem Tiefdruck keine großen Pläne schmieden. Wenn Gefäße erweitert sind, kann Stress unter Umständen schaden. Mit diesem feinen Mechanismus passt uns die Natur an meteorologische Veränderungen in der Umwelt an.
- Wenn sich schönes Wetter ankündigt oder die Sonne bereits strahlend am Himmel steht, verengen sich unsere Gefäße wieder, der Blutdruck steigt etwas und wir fühlen uns froh, munter und unternehmungslustig. Jetzt ist also Stresszeit. Dies gilt ebenso für alle Tiere in freier Natur.

Herz & Kreislauf und der Einfluss von Salz

Wenn ein Embryo im Mutterleib heranreift, schlägt sein wachsendes Herzgewebe bereits, obwohl das Kleine noch keine einzige Nervenzelle entwickelt hat. Für Zellphysiologen ist dies ein weiteres in der langen Liste der Wunder der Natur, denn schließlich werden alle Bewegungen in unserem Körper durch Nerven gesteuert. Und noch ein Rätsel: Unser Herz schlägt nicht als kompakte Muskeleinheit, sondern jede einzelne Herzzelle produziert ihren eigenen Herzschlag. Damit dabei auch Ordnung entsteht, schließen sich umfangreiche Kolonien von Herzmuskelzellen zusammen. Die geben einen gemeinsamen Takt vor, der letztlich über elektrische Reize zu einem einzigen kräftigen Herzschlag gebunden wird.

Unser Herz ist unendlich fleißig, es schlägt ein Leben lang rund 70-mal pro Minute, Tag und Nacht. Mit jedem Schlag presst es etwa 70 Milliliter Blut in die Zirkulation, rund fünf Liter pro Minute. Dabei ist das Herz ein verhältnismäßig kleines Organ, das Herz eines Mannes wiegt durchschnittlich 310 Gramm, das einer Frau durchschnittlich 260 Gramm. Das Herz ist ein leistungsstarker Motor, der aus zwei Kammern besteht und zwei Zirkulationssysteme antreibt. Die linke Herzseite presst nährstoffreiches Blut in die Arterien, die rechte zwingt das Blut aus den Venen in die Lungen, wo es erneut mit Sauerstoff angereichert wird.

Unter Stress schlägt unser Herz schneller, um mehr Nährstoffe wie Vitamine, Eiweiß oder Spurenelemente über den Kreislauf zu den Zellen zu entsenden, die bei Stress ja auch einen höheren Verbrauch haben. Gefäße verengen sich, dadurch wird mehr Blut durch die feinen Kanäle der Adern gepresst – und der Blutdruck steigt. Ähnlich wie der Wasserdruck in einem Gartenschlauch ansteigt, wenn man diesen zusammenpresst. Genussgifte wie Salz im Übermaß, Nikotin, Kaffee oder schwarzer Tee stellen Adern ebenfalls enger, sodass der Blutdruck noch weiter ansteigt. Salz ist dabei besonders bedrohlich, denn es erhöht nicht nur die Gefäßwandspannung, sondern bindet auch Wasser, wodurch das Blutvolumen ansteigt. Anders ausgedrückt: Es bildet sich mehr Blut, weil Natriumchlorid Wasser in den Gefäßen anreichert und zurückhält. Dann muss noch mehr Blut durch noch engere Gefäße gepresst werden und das Risiko für Herzprobleme steigt.
Zu viel Blut erhöht den Blutdruck, trotz gesunder Ernährung, viel Bewegung an frischer Luft und ausreichend Schlaf. Das stellt dann selbst Mediziner in den Arztpraxen vor Rätsel. Was meist nicht erkannt wird, ist eben, dass der Salzanteil zu hoch ist. Nach einer einzigen salzreichen Mahlzeit kann sich das Blutvolumen um mehrere hundert Gramm erhöhen, sodass der Blutdruck entsprechend ansteigt.

Gefährliches Dreiergespann: Salz, Stress, Zucker

Eine viel beachtete Untersuchung ist die Intersalt-Studie an 10 000 Versuchspersonen in 52 Ländern der Erde. Bestürzendes Ergebnis: Etwa 30 bis 50 Prozent der Personen mit zu hohem Blutdruck und ein kleinerer Prozentsatz an Menschen mit normalem Blutdruck sind Natriumchlorid-sensitiv, wie Kardiologen dies ausdrücken. Dies bedeutet, dass ihr arterieller Blutdruck bei einem Verzicht auf Salz sinkt, bei Salzkonsum aber ansteigt. Die Fähigkeit des Organismus, Schwankungen der Salzaufnahme im Blutdruck über das vegetative Nervensystem auszugleichen, geht verloren.

Diese Empfindlichkeit gegenüber Salz ist allerdings individuell unterschiedlich. Geschlecht, Erbanlagen, Alter, Krankheiten, Klima spielen eine Rolle. Wenn Nieren aufgrund von Fehlernährung und anderer Faktoren nicht mehr in der Lage sind, ausreichend überschüssiges Natrium auszuscheiden, steigt zwangsläufig der Blutdruck. Überaktivität im sympathischen Nervensystem, dem aufputschenden Stresssystem, treibt den Blutdruck zusätzlich nach oben. Hoher Salzkonsum steigert nämlich nach neuen wissenschaftlichen Erkenntnissen die Empfindlichkeit der Gefäßwände gegenüber Noradrenalin, einem Blutdruck-Turbo. Salz verschlechtert bzw. zerstört sogar die Funktion der empfindlichen Barorezeptoren in den Gefäßwänden.

Menschen, die unter Dauerstress stehen, sollten deshalb noch mehr auf ihren Salzkonsum achten. Nach neuen Erkenntnissen vervielfacht ein hoher Konsum von Salz und Zucker die Risiken für Blutdruck und Herzprobleme. Dies betrifft vor allem Personen, die jahrelang Süßes und süße Getränke in hohen Quantitäten konsumiert und daher meist eine sogenannte Insulinresistenz aufgebaut haben. Dies heißt, dass sich ihre Körperzellen gegen die massiven Blutzucker- und Insulinangriffe wehren und deshalb Rezeptoren für die Aufnahme von Insulin abbauen. Spätestens dann steigt natürlich das Diabetes-Risiko, weil auch Blutzuckerkonzentrationen unnatürlich und für lange Zeiträume krankhaft erhöht sind.
Bei entsprechend disponierten Personen erhöht starker Zuckerkonsum unmittelbar den Einfluss von Natriumchlorid auf den arteriellen Blutdruck. Auch der zweite Molekülpartner Chlorid im Salz spielt dabei kräftig mit. Interessanterweise hat Natrium allein keine blutdrucksteigernde Wirkung, sondern stets nur zusammen mit Chloridanionen, also negativ geladenen Chloridteilchen. Ebenso wenig steigert eine hohe Chloridaufnahme ohne Natrium den Blutdruck. Natriumsalze ohne Chlorid erhöhen das Blutvolumen nicht und haben deshalb keinen Einfluss auf den Blutdruck.
Inzwischen gibt es Lebensmittelproduzenten, die nichtchlorid-haltige Natriumsalze verwenden,, wie z. B. Sodiumbicarbonat oder Monosodium-Glutamat.

Warum Kalium so wichtig ist

Schon vor 4000 Jahren beschrieb der chinesische Kaiser Huang Ti eine Verbindung zwischen Salz und »einem zu starken Puls«. Nach neuen Erkenntnissen ist nicht allein der hohe Salzkonsum verantwortlich für Beschwerden und Krankheiten, sondern das physiologisch ungünstige Verhältnis von Natrium und Kalium, seinem natürlichen Gegenspieler – zu Ungunsten von Kalium.
Natrium und Kalium stehen in natürlicher Nahrung stets in einem gesunden Verhältnis. Es gibt darüber zwar keine präzisen wissenschaftlichen Daten, Zellphysiologen schätzen aber, dass dieses Idealverhältnis, die sogenannte Ratio, 1 : 1 beträgt. Bei der für uns typischen Kost aber beträgt das Verhältnis 5 : 1 zugunsten von Natrium. Grund: zu viel Salz auf dem Teller.

In einem früheren Kapitel (S. 52) war schon von der besonderen Bedeutung der Natrium-Kalium-Pumpe die Rede, die Nährstoffe in die Körperzellen pumpt und Schlacken oder Schadstoffe aus ihr heraussaugt. Dabei werden jeweils zwei Kalium-Moleküle in die Zelle gepresst und drei Natrium-Teilchen herausgepumpt. Dadurch entsteht in allen unseren rund 70 Billionen Zellen ein unaufhörlicher lebendiger Kreislauf. Weil Salz als Elektrolyt eine leichte elektrische Ladung hat, sind auch alle unsere Zellen leicht negativ elektrisch geladen. Etwa 5 oder 6 Gramm Salz pro Tag, also etwa ein Teelöffel, genügt, um diesen Mechanismus aufrechtzuerhalten.

Als Folge jahrelangen Salzmissbrauchs reagiert der Organismus übertrieben hektisch und empfindlich auf Salz. Die drastische Einschränkung von Salz oder auch der völlige Verzicht auf Salz ist auch nicht empfehlenswert, denn er kann dazu führen, dass der Blutdruck gefährlich tief in den Keller rutscht. Und wer fortan gesund leben will und die Woche über auf Salz verzichtet, sich dafür aber am Wochenende ein üppiges, salzreiches Abendessen gönnt, kann ebenfalls ernsthafte Probleme bekommen. Warnzeichen können Übelkeit oder Schwindelgefühle sein, weil der Blutdruck womöglich zunächst ansteigt, dann aber wieder stark absinkt.

Wer bei einem kurzen Manschettentest, z. B. in der Apotheke, feststellt, dass der Blutdruck erhöht ist, sollte seine Ernährung umstellen – ganz besonders, wenn das Ergebnis bei mehrmaliger Überprüfung dasselbe ist:

- Vollkornprodukte statt Weißmehlprodukten verwenden,
- Naturreis statt weißem poliertem Reis essen,
- auf Zucker verzichten, lieber mit Honig oder Ahornsirup süßen, die Fruchtzucker enthalten,
- süße Getränke durch selbst gepresste Fruchtsäfte oder durch Kräutertees ersetzen,
- von Salz-Snacks grundsätzlich die Finger lassen.

Wenn es darum geht, Natriumkonzentrationen zu senken, ist Kalium in naturbelassenem Obst und Gemüse der beste körpereigene Verbündete. Derlei Lebensmittel sorgen für eine gesunde Annäherung im Verhältnis der beiden Mineralien zueinander und senken auf diese Weise indirekt den Blutdruck. Das Prinzip ist ganz einfach: Salz erhöht den Blutdruck, Kalium senkt ihn.

Die kaliumreichsten Lebensmittel

(berechnet je 100 Gramm)

	Milligramm
• Avocado	600
• Brokkoli, Spinat, Mangold	480
• Bananen	380
• Sellerie, Fenchel, Kohlrabi	370
• Kohl, Wirsing	290
• Kartoffeln	290
• Dinkel, Hafer, Weizen, Roggen, Buchweizen	285
• Spargel	210
• Bohnen, Erbsen, Linsen	170
• Milch	130

Der Körper eines gesunden Erwachsenen enthält etwa 300 Gramm Kalium. Diese physiologisch günstige Menge kann man als Vorbeugung gegen einen zu hohen Blutdruck schon alleine dadurch aufbauen, dass man auf salzreiche und süße Snacks verzichtet, den kleinen Hunger lieber mit Bananen, Nüssen, Studentenfutter oder einem Apfel stillt.
Leider ist es aber so, dass gerade kaliumarme Lebensmittel zu den Lieblingsspeisen der Deutschen zählen. In Brat-

würsten, Schweinebraten, Pizza, Süßspeisen oder Candy-Riegeln muss man das kostbare Mineral schon mit der Lupe suchen. Eine solche Kost kann sich verhängnisvoll auswirken, denn dann wird die Feinabstimmung der Billionen Natrium-Kalium-Pumpen in unserem Körper massiv geschädigt. Die Nieren versuchen jetzt verzweifelt, das überschüssige, gesundheitsbedrohende Natrium auszuschwemmen. Ist die Natriumkonzentration zu hoch, verschlimmert sich die Situation in oft fataler Weise, da mit dem Natrium jeweils auch ein entsprechender Anteil an Kalium an den Urin abgegeben wird. Die Hilfeleistung der Nieren verkehrt sich dann ins Gegenteil.
Zu viel Salz in der Nahrung ist also gleichbedeutend mit einem Kalium-Defizit im Organismus. Den bekommen vor allem auch unsere rund 300 Milliarden Gehirnzellen zu spüren. In denen verrichtet Kalium noch einen weiteren unverzichtbaren Job. Im Gegensatz zu anderen Körperzellen, die auch Fett als Brennstoff für die Energiegewinnung einsetzen, sind Gehirnzellen praktisch ausnahmslos auf Glukose angewiesen, den Blutzucker, die kleinsten Bausteine der Kohlenhydrate. Glukose muss aber erst durch die Blut-Hirn-Schranke an den Bestimmungsort mit seinen Mitochondrien, den Energiebrennkammern, transportiert werden. Bei diesem lebenswichtigen Vorgang wirken die Mineralien Kalium und Phosphor eng zusammen.
Phosphor ist Bestandteil der feinen Phospholipide, Fettsubstanzen in der Membranschutzhülle der Nerven- und Gehirnzellen. Sie dichten die Zelle ab, sodass kein Wasser austreten kann, ermöglichen gleichzeitig aber den Nährstofftransport in die Neuronen hinein. Ebenso wie ein

gesundes Dreierverhältnis Kalzium-Magnesium-Phosphor für den Aufbau unserer Knochen wichtig ist, sind unsere Nerven auf optimales Verhältnis von Natrium, Kalium und Phosphor angewiesen. Wer regelmäßig bei Tische mit dem Salzstreuer über das meist ohnehin übersalzene Essen geht, ruiniert allmählich eine der am feinsten abgestimmten Biostoffkompositionen in seinem Körper.

Krankheitskosten & Bluthochdruck

- Laut Statistischem Bundesamt summieren sich die Krankheitskosten in Deutschland pro Jahr auf etwa 260 Milliarden Euro. Der höchste Kostenanteil entfällt auf Herz-Kreislauf-Erkrankungen, rund die Hälfte davon wiederum auf ältere und alte Menschen. Mit diesen enormen Ausgaben sind nur Behandlungs- oder Krankenhauskosten abgedeckt.
- Pflegebedürftigkeit und die Inanspruchnahme therapeutischer Einrichtungen oder auch die Verschreibung von Medikamenten verursachen große Kosten.
- (Kostenintensive) Mehrfacherkrankungen häufen sich zunehmend, oft ausgehend von Herz-Kreislauf-Beschwerden. Diabetes, Nierenkrankheiten oder auch Augenoperationen stehen damit im engen Zusammenhang, allesamt stark beeinflusst von dem katastrophal hohen Salzkonsum.
- Kosten verursachen auch Arbeitsausfälle, vorzeitiger Ruhestand, krankheitsbedingte Dienstleistungen aller Art, wie Massagen, Reha-Behandlung, Physiotherapie usw.
- Wissenschaftler gehen davon aus, dass Behandlungskosten aufgrund von Bluthochdruck in Deutschland bei mindestens 170 Milliarden Euro jährlich liegen. Kardiologen oder Zellphysiologen sind der Meinung, dass sich durch einen weitgehenden Verzicht auf Salz diese Kosten innerhalb weniger Jahre um ein Drittel absenken lassen.

Wie Salz Kinder dick und krank macht

Manch besorgte Mutter kratzt das Salz von der Brezel für ihr Kind. Dabei hat dieser gut gemeinte Beitrag zur Gesundheit der Tochter oder des Sohnes keinen sehr großen Effekt. Die Bedrohung liegt auch nicht in dem Salzfässchen in der Küche oder auf dem Esstisch, sondern generell in den viel zu hohen Salzkonzentrationen vor allem in Fertignahrung bzw. in fest verpackten Lebensmitteln oder auch in Wurstwaren aus der Fleischtheke.

Unglaublich, aber wahr ist, dass schon vier- oder sechsjährige Kinder dieselbe, vor Salz strotzende Mahlzeit erhalten wie ihre Eltern. Nicht berücksichtigt wird dabei, dass Kinder ein weitaus geringeres Blutvolumen haben. Eine einzige gesalzene Pommes sorgt daher für einen höheren Anstieg der Natriumchloridkonzentrationen im Blut als bei Erwachsenen, bei denen sich das Salz in vielleicht einem Drittel mehr Blut auflöst. Die Empfehlungen zur Aufnahme von Kochsalz, die derzeit bei etwa sechs Gramm oder einem Teelöffel pro Tag liegen, müssen für Kinder und Heranwachsende deshalb völlig neu gefasst werden.

Es ist erschreckend, aber nachvollziehbar, dass auch schon 12- bis 14-Jährige häufig einen zu hohen Blutdruck haben, wie z. B. Untersuchungen im Bereich der Schulbehörden ergaben. Beim Hausbesuch kranker Mädchen oder Jungen erschrecken Kinderärzte oft über die hohen Messwerte: Es gibt bereits zahlreiche Frühteenager mit einem Blutdruck, der bis in die Risikozonen reicht. Schulstress, Probleme im Elternhaus, Aufregungen, salzreiche Nahrung bzw. generell Fehlernährung lassen den Blutdruck immer wieder bedrohlich ansteigen.

Eine Verzehrstudie zur Ermittlung der Lebensmittelaufnahme von Säuglingen und Kleinkindern (VELS) zeigte auf, dass die Natriumaufnahme von Kindern im Alter zwischen einem halben Jahr und fünf Jahren rund ums Dreifache über dem von der Deutschen Gesellschaft für Ernährung empfohlenen Grenzwert lag – den für Erwachsene, wohlgemerkt, denn die DGE hat noch keine präzisen Empfehlungen für Kinder ausgesprochen. Dies ist deshalb so bedrohlich, weil ein zu hoher Blutdruck bei Kindern (der bei einer so hohen Natriumaufnahme wahrscheinlich ist) bereits die Disposition für Bluthochdruck im Erwachsenenalter prognostiziert. Der höchste Salzkonsum wurde bei Jungen über 14 Jahren festgestellt, Mädchen schnitten etwas besser ab – jedoch vermutlich auch nur deshalb, weil für sie Süßes die größere Verführung darstellt. Verantwortlich dafür ist meist ein zu niedriger Blutzuckerspiegel – Mädchen verfügen über weniger Blutzuckerreserven im Körper als Jungen und werden deshalb rascher von Süßem verführt.

»Zucker und Salz wirken vor allem bei Kindern in der Regulierung des systolischen Blutdrucks eng zusammen«, so der namhafte Zellphysiologe Professor H. G. Preuss von der Medizinischen Abteilung des Georgetown University Medical Centers in Washington. Ebenso wie Glukose kann nämlich auch Kochsalz unter Umständen eine Insulinresistenz aufbauen. Wenn zusammen mit stark gesalzenen Lebensmitteln, wie etwa einer Pizza, einem Hamburger oder einem Wurstbrötchen, ein süßes Getränk, wie etwa eine Limo oder eine Cola, getrunken wird, steigt der Blutdruck viel schneller an. Diese spezielle Stoffwechselreaktion entwickelt sich insbesondere bei Kindern, die über Jahre hinweg von ihren Eltern stets viel Süßes und Salziges zu essen bekommen haben.

Bedauerlicherweise liefert die Deutsche Gesellschaft für Ernährung lediglich Pauschalempfehlungen für den Salzkonsum: »Höchstens sechs Gramm Salz pro Person und Tag«, heißt es da. Wie schon erwähnt, fehlt eine präzisere Darstellung über die Salzverträglichkeit bei Kindern. Erwachsene und Babys werden in den Verlautbarungen der DGE gewissermaßen gleich behandelt.

Ganz anders da z. B. die vergleichbare Food Standard Agency (FSA), eine Gesundheitsbehörde der englischen Regierung. Deren Empfehlung lautet:

Kinder von einem bis drei Jahren	täglich zwei Gramm Salz,
Kinder von vier bis sechs Jahren	täglich drei Gramm Salz,
Kinder von sieben bis zehn Jahren	täglich fünf Gramm Salz.

Erst ab dem elften Lebensjahr gilt die empfohlene Höchstmenge von sechs Gramm pro Tag – wie bei den Erwachsenen. Die FSA fügt aber warnend hinzu: »Dies sind Maximalempfehlungen für Kids. Noch weniger wäre besser für die Gesundheit unserer Kinder.«

Im weltweit renommierten Fachjournal »Hypertension« (»Bluthochdruck«) empfiehlt ein Team von Ernährungswissenschaftlern der St. George University in London eine um die Hälfte verminderte Salzaufnahme für Kinder. Im Rahmen einer einwöchigen Studie an 1688 Kindern im Alter von vier bis 18 Jahren stellten sie fest, das Jungen und Mädchen umso mehr tranken, je salzreicher sie aßen. Verständlich – denn Salz entzieht den Zellen Wasser und macht dementsprechend durstig. Als verhängnisvoll wirkt sich aus, dass Kinder praktisch ausnahmslos zu stark künstlich gesüßten Getränken griffen. Deren hoher Anteil an schnelllöslichen Kohlenhydraten wirkt bekanntlich beschleunigend auf die Entwicklung von Übergewicht.

»Wenn Kinder zu viel Salz essen, kann es zu Blutungen im Kopf und zu Gehirnschwellungen kommen«, warnt Dr. Sascha Meyer von der Giftzentrale an der Universitätsklinik des Saarlands in Homburg. »Kinder haben ein geringeres Körpergewicht als Erwachsene, eine geringere Menge Salz kann da schon der Gesundheit schaden. Salz strömt ins Blut, bindet dort Wasser, zum Ausgleich strömt dann Wasser aus den Zellen in den Blutkreislauf – ein womöglich bedrohlicher Teufelskreis.«

KAPITEL 4:

Salz – Bedrohung für unsere Nieren

- Wunderwerk Nieren: ein sensibles Organ
- Salz, Nieren & Hormone
- Feuerwehr gegen Bluthochdruck
- Kaffee, Nikotin & Co.: Wie Genussgifte den Nieren schaden
- 60 000 Dialyse-Patienten in Deutschland

Unsere Nieren – ein sensibles Organ

Zu den sensibelsten hormonellen Mechanismen zählt der Umgang der Nieren mit Natrium und Chlorid, den Bausubstanzen unseres Kochsalzes. In der Natur, in Früchten, Knollen oder Getreide, ist Salz ja nur in verschwindend geringen Mengen enthalten. Diesen Minikonzentrationen hat sich unser gesamtes Organsystem genetisch angepasst, in einem Zeitraum von Hunderttausenden von Jahren. Verdauung, Blutkreislauf, Körperflüssigkeiten, Gehirntätigkeit, Nierenfunktion – sie alle vertrauen diesem Gesetz einer natürlichen Ordnung, in der sämtliche Biostoffe in perfekter Harmonie zusammenwirken.

Da die Mineralien Natrium und Kalium tagein, tagaus unseren Stoffwechsel in Gang halten, lautet der Dauerauftrag an die Nieren, für eine präzise Abstimmung der beiden Grundelemente zu sorgen. Sind Natriumwerte im Blut erhöht, scheiden die Nieren entsprechende Mengen an dem Mineral über den Urin aus. Dies funktionierte früher, bei unseren Urahnen und Vorfahren absolut perfekt, weil sich diese ja ausschließlich von Naturprodukten ernährten. Inzwischen aber wird selbst kleinsten Snacks zu viel Salz zugefügt. Bis in den Vormittag hinein schaffen die Nieren es dann mitunter, ein gesundes Natrium-Kalium-Verhältnis aufrechtzuerhalten. Doch irgendwann sind sie dem massiven Ansturm von Natrium nicht mehr gewachsen, dann bricht der Wasserhaushalt im Körper zusammen – mit weitreichenden Folgen, wie Bluthochdruck, Sehschwäche, Nervenschwäche usw.

Wunderwerk Nieren

- Bei allen Säugetieren, Vögeln oder Reptilien spielen Nieren die Schlüsselrolle für die Aufrechterhaltung der Wasser- und Salz-Balance und für die Kontrolle des pH-Werts, also der Feinabstimmung von Säuren und Basen in Körperflüssigkeiten. Sie filtern das Blut und scheiden Abfallstoffe aus.
- Gewissermaßen als letzte Kontrollstation prüfen in jeder unserer beiden Nieren eine Million mikroskopisch winziger Röhrchen, die Nephronen, alle Bestandteile des Bluts. Was verwendbar ist oder dringend gebraucht wird (z. B. Vitamine, Mineralien), wird an den Blutkreislauf zurückgegeben, Stoffwechselmüll ausgeschwemmt.
- Die menschlichen Nieren sind etwa 160 Gramm schwer, zehn Zentimeter lang und sieben Zentimeter breit. Im Laufe eines Tages strömt unser gesamtes Blut etwa 500- bis 600-mal durch dieses erstaunliche Doppelorgan. Von den rund 700 oder 800 Litern, die unsere Nieren täglich passieren, werden etwa 200 Liter Flüssigkeit abgetrennt und in die Nephronen geleitet, aber nur rund 1,5 Liter als Urin ausgeschieden.
- Unsere Nieren produzieren den Urin, dem sie gleichzeitig eine bestimmte Säure hinzufügen. Dadurch werden Bakterien, Pilze und andere krankheitserregende Parasiten abgetötet. Sie können dann nicht in großen Kolonien die empfindlichen Blasenschleimhäute besiedeln und Beschwerden verursachen, wie z. B. Reizblase, Beschwerden beim Wasserlassen oder Blasenentzündungen.

- Unsere Nieren schätzen keine Ernährung mit Fleisch, Fisch, Geflügel oder Wurst. Diese Lebensmittel sind reich an Purinen, Bestandteilen der Zellkerne; sie reichern das Blut mit dem Abfallstoff Harnsäure an, die Nierenfilterchen verstopfen und somit die Nierenleistung verringern kann. Unterm Mikroskop sehen die feinen Harnsäurekristalle bunt und hübsch aus, sie lagern sich aber in Gelenken ab, können Gicht, Arthrose und andere Beschwerden begünstigen.
- Wer gerne viel Fleisch isst, konsumiert zwangsläufig auch viel Salz. Da werden die empfindlichen Nieren auf doppelte Weise bedroht. Als zusätzliche Gefahr kann dann auch die Feinabstimmung von Hormonen entgleisen, die die Arbeit der Nieren für unseren Organismus erst möglich machen (Näheres zu Hormonen s. nächstes Kapitel).

Hormone, Salz und Nieren

Unsere Nieren regulieren ihre Arbeit nicht selbstständig, sondern sie werden über ein hormonelles Steuersystem kontrolliert. Wenn wir beispielsweise sehr viel auf einmal trinken und ein Überschuss an dieser Flüssigkeit rasch ausgeschieden werden muss, geben Hormone und sogenannte Osmorezeptoren die entsprechenden Befehle. Ähnliches gilt, wenn wir abends mit Freunden in ein Restaurant gehen und uns ein ausgedehntes salzreiches Menü genehmigen. Dann muss Natriumchlorid ausgeschieden bzw. die gesunde Elektrolyt-Balance wiederhergestellt werden. Auch dafür sorgen bestimmte Hormone.

ADH (Antidiuretisches Hormon, auch Vasopressin genannt)
Wenn die Salzkonzentrationen in unseren Zellen zu hoch sind, strömt Wasser von außen, aus der extrazellulären Flüssigkeit, in die Zellen ein und löst die hohen Salzkonzentrationen auf. Unter dem Zustrom von Wasser schwellen die Zellen an, es entsteht ein Druck auf die Zellwände, den Wissenschaftler als osmotischen Druck bezeichnen. Auf derlei Druckschwankungen reagiert (wiederum auch) ADH. Das Hormon wird in der Hirnanhangdrüse gebildet, auf Anweisung der übergeordneten und benachbarten Hypothalamus-Drüse. ADH reagiert

extrem fein auf Salzwerte im Blut. Das Hormon sitzt in Zellwänden der hauchdünnen Nephronen und erhöht deren Durchlässigkeit für Wasser. Es hält Wasser zurück, wenn hohe Salzkonzentrationen aufgelöst werden müssen, dann wird mehr ADH synthetisiert (dadurch wird weniger Urin produziert). Dadurch, dass weniger ADH sekretiert wird, kann aber auch die Durchlässigkeit für Wasser erhöht werden (wenn ein Mensch z.B. sehr schnell einen Liter Bier trinkt). Dann wird wieder mehr Wasser an den Urin abgegeben.

Aldosteron

Dieses Steroidhormon aus der Nebenniere herrscht weitgehend über die Steuerung des sensiblen Natrium-, Kalium- und Wasserhaushalts. Außerdem wachen spezielle Aldosteron-abhängige Hormone über das Volumen der extrazellulären Flüssigkeit, in der alle unsere rund 70 Billionen Körperzellen eingebettet sind und aus der sie auch ihre Nährstoffe beziehen. Auch das Blutvolumen wird von diesem Hormon kontrolliert. Aldosteron wird bei Flüssigkeitsmangel vermehrt ausgeschüttet, unter seinem Einfluss scheiden die Nieren weniger Flüssigkeit aus – wichtige Voraussetzung für einen gesunden Wasserhaushalt im Körper.

Angiotensin II (Hypertensin)

Dieses kleine Hormonpeptid spielt in dem feinen Verbund von Blutdruck, Hormonen und Salzen eine Schlüsselrolle. Es wird aus seinem Stoffwechselvorläufer Angiotensin I synthetisiert, verengt Arteriolen (die feinsten Blutgefäße) sehr jäh und stark und erhöht somit den Blutdruck. Das Hormon wirkt dabei eng mit Aldosteron und dem gleichfalls den Blutdruck steigernden Hormon Adrenalin aus dem Nebennierenmark zusammen. Die Wirkung der Hormone auf den Blutdruck wird durch eine salzreiche Ernährung mitunter dramatisch erhöht. Risikopatienten für Herz-Kreislauf-Probleme werden in Arztpraxen oft ACE-Hemmer verschrieben (Angiotensin-Conversion-Enzym-Hemmer). Sie unterbinden die enzymatische Umwandlung von dem weitgehend harmlosen Angiotensin I zu dem aggressiven Angiotensin II.

An der Regulierung des Blutdrucks und des Wasserhaushalts ist darüber hinaus ein weiteres Dutzend von Hormonen und Peptiden beteiligt, was darauf hinweist, wie wichtig der Natur gerade diese lebenserhaltenden Mechanismen sind. Nicht nur Salz, sondern auch andere Lebensmittel und Genussgifte wirken unmittelbar störend auf dieses sensible Zusammenspiel.

Renin

Dieses Enzym wird in sogenannten Glomerul-Zellen der Nierenrinde synthetisiert und gespeichert, genau genommen in den Zellwänden feinster Arteriolen, über die diese sensiblen Filterzellen versorgt werden. Das Enzym ist bedeutendes Element im Renin-Angiotensin-Aldosteron-System, das wie ein geheimer Radarschirm in unserem Körper die Salz- und Wasserhaushalte überwacht. Es wird bei Natriummangel freigesetzt und reguliert gemeinsam mit anderen Substanzen den Blutdruck.

Hormone: Manager im Stoffwechsel

Wenn sich unser Blutdruck verändert (was im Laufe eines Tages oft geschieht), reguliert unser Stoffwechsel sofort die Freisetzung von Aldosteron aus der Nebenniere. Dies geschieht z. B. schon 20 Minuten, nachdem wir eine salzige Curry-Wurst mit ebenfalls tüchtig gesalzenen Pommes frites verzehrt haben. Wer über Jahre oder gar Jahrzehnte hinweg sehr salzreich isst, strapaziert damit diese kleine, nur etwa acht bis zehn Gramm leichte, halbmondförmig dem oberen Pol der Niere anliegende Drüse. Es kann dann dazu kommen, dass die Drüse an Leistungsfähigkeit verliert, jedes Gramm Salz kann daraufhin das hormonelle Gleichgewicht entgleisen lassen, der Natrium-Kalium-Wasserhaushalt kann in so einem Fall zusammenbrechen – mit dem Risiko akuter Nierenbeschwerden.

Wenn wir einen Liter Wasser trinken, erhöht sich schnell unser Blutvolumen und damit der Blutdruck. Als Folge davon wird weniger Aldosteron sekretiert, weniger Wasser von den Nieren zurückgehalten. Daraufhin wird automatisch mehr Urin produziert und ausgeschieden – und der Blutdruck sinkt wieder. Wenn wir hingegen Sport treiben und dabei ordentlich schwitzen, verlieren wir Wasser, dadurch sinkt der Blutdruck. In diesem Fall wird mehr

ADH synthetisiert, weniger Urin produziert – und der Blutdruck steigt wieder an. Nieren, Blutdruck und Hormone wirken also zusammen, um unseren Wasserhaushalt in einer gesunden Balance zu halten.

Noch ein »Salz-Hormon«

Wer überwacht eigentlich den Blutdruck in unserem Körper? Freilich können wir ihn mit einer Oberarm- oder Handgelenkmanschette selbst messen oder ihn in der Apotheke überprüfen lassen. Doch unser Organismus hat für derlei lebenserhaltende Maßnahmen natürlich sein eigenes Messsystem.

In Zellwänden der Vorhofkammern unseres Herzmuskels nisten winzige Sensoren, die sozusagen als Blutdruckmessgeräte fungieren. Wenn Blutvolumen und damit der Blutdruck steigen, werden diese Zellwände gedehnt, und die Herzmuskelzellen schicken ein spezielles Hormon auf die Reise: Atrionatriuretic Factor oder ANF, auch Atriopeptin genannt. Dieses schlagkräftige Hormon erweitert sofort Blutgefäße, wodurch der Blutdruck absinkt. Außerdem spielt es eine bedeutende Rolle für die Aufrechterhaltung und Kontrolle vom Körperwasser, Natrium-Kalium-Konzentrat und auch von Fett im Fettgewebe.

Feuerwehr im Blutdruckeinsatz

ANF, dieses bei der Behandlung von Bluthochdruckpatienten oft unbeachtete Hormon, spielt in unserem Organismus immer wieder Feuerwehr. Wenn nämlich unser Blutdruck unverhältnismäßig hoch ansteigt, unternimmt unser Organismus selbsttätig alles, um ihn wieder auf Normalwerte zurückzuführen. Die kleinen ANF-Moleküle, die aus nur 28 Aminosäuren bestehen, sorgen dafür, dass Wasser und Natrium über den Urin ausgeschieden werden. Je salzreicher wir essen, desto mehr ANF-Heinzelmännchen müssen demnach rekrutiert werden, nicht selten über 1000-mal mehr als nach einer gewöhnlich gewürzten Mahlzeit. Denn Natriumchlorid, aus dem unser Kochsalz besteht, verengt ja nicht nur Arterien, sondern bindet auch enorm viel Wasser. Viel mehr Blut wird dann durch verengte Gefäße gepresst. Dies gilt auch für alle Natursalze (Steinsalz, Himalaya-Salz usw.), deren Salzgehalt und -geschmack ebenso von Natriumchlorid stammt, die lediglich zusätzlich mit gesunden Spurenelementen angereichert sind, während unser weißes Kochsalzkristall praktisch gar keine wertvollen Biostoffe enthält.

ANF & Salz: zwei erbitterte Gegner

- Schon wenn wir eine kleine Packung gesalzenes Popcorn essen, schrillen in unserem Herzen die Alarmsirenen. Herzmuskelzellen in den Vorhofkammern registrieren bereits den bedrohlich ansteigenden Blutdruck. Diese wachsamen Hüter über unseren Blutdruck reagieren aber feinnervig auch auf andere Faktoren wie Stress.
- Mentaler oder körperlicher Stress stellt unsere Adern enger. Wenn wir also im Fitnessstudio Hanteln stemmen oder nachts im Bett Probleme wälzen, werden Herzmuskelzellen ebenfalls zur Sekretion von ANF stimuliert. Daraufhin müssen die Nieren wieder mehr Wasser und Natrium ausscheiden.
- Typisch dafür: Man liegt in den Federn und beschäftigt sich mit den Pflichten des kommenden Tages, mit Konflikten, Sorgen usw. Dann kommt es häufig zu erhöhtem Harndrang – jeder von uns hat dies sicherlich schon am eigenen Leib registriert, wenn vermehrt Angiotensin II produziert wird, auf dessen Synthese die Nieren einen erheblichen Einfluss haben, wenn Schleimhautzellen in unseren Gefäßinnenwänden erhöht Endothelin ausschütten, ein Polypeptid, das – z. B. bei Aufregung oder in Schreckmomenten – Arterien bis zu 100-mal stärker und sprunghafter verengt als etwa Noradrenalin oder Serotonin.

Immer wenn am Sonntagmittag der Schweinebraten und die leckere fette Soße noch einmal mit dem Salzstreuer ordentlich aufgepeppt werden, bekommen die den Blutdruck rettenden ANF-Polypeptide, und mit ihnen die Nieren, wieder Arbeit. Kaum ist der Teller leer gegessen, binden sich in Herzmuskelzellen Milliarden oder Billionen ANF-Moleküle an die für sie vorgesehenen Rezeptoren. Sie sorgen für ein Absinken des Blutvolumens und damit für eine Verminderung der Herzleistung und des systemischen Blutdrucks.

Gleichzeitig werden vermehrt Triglyzeride aus Fettzellen freigesetzt. Die Nieren halten jetzt kein Natrium mehr zurück, sondern scheiden das Mineral zusammen mit Wasser über die Blase und den Urin aus. ANF wirkt darüber hinaus unmittelbar hemmend auf die Nierenröhrchen, damit diese weniger oder kaum noch Wasser zurückhalten. Die vermehrte Wasserausscheidung vermindert Blutvolumen und Blutdruck. Im sensiblen Zusammenspiel all dieser nierenabhängigen Faktoren sind ANF und ADH Gegenspieler, die den Wasser- und Natriumhaushalt ausbalancieren. ANF sorgt für den Verlust von Wasser, ADH hält vorwiegend Wasser zurück.

Derlei Ausführungen zum Ineinanderwirken von Salz, Hormonen, Blutdruck, Herzmuskelzellen und Nierentätigkeit mögen trocken klingen. Sie demonstrieren aber, wie gefährlich sich Salzkonsum auswirken kann. Wo immer in Familien Menschen unter erhöhtem oder hohem Blutdruck leiden, sollten die entsprechenden Risikopersonen unbedingt Bescheid wissen, was sich in ihrem Organismus abspielt – vor allem immer dann, wenn sie wieder einmal zu salzreich gegessen haben.

Menschen mit Herzproblemen haben oft einen erhöhten Blutdruck, ihre Nieren halten aber Wasser und Natrium gewissermaßen fest, scheiden sie nur unzulänglich aus. Als Notmaßnahme des Herzens ist die ANF-Freisetzung aus Myokard-Zellen zwar hoch, doch aus bislang noch ungeklärten Gründen reagieren die Nieren nicht auf diese Signale. Anstatt Wasser und Natrium auszuschwemmen und damit den Blutdruck abzusenken, halten sie diese Substanzen zurück.

Kaffee, Tee & Co.

- Bestimmte Lebensmittel unterdrücken die Synthese und Freisetzung von ADH, dem antidiuretischen Hormon. Dazu gehören Kaffee, schwarzer Tee, interessanterweise aber auch Preiselbeeren und Wassermelonen.
- Auch Alkohol und eine Reihe rezeptfreier Arzneimittel unterdrücken Synthese und Freisetzung von ADH. Als Folge davon steigen Harndrang und Urinausscheidung. Die Symptome sind nicht weiter besorgniserregend, solange die entsprechenden Lebensmittel oder Genussgifte nicht in zu hohen Quantitäten konsumiert werden. Dann nämlich kann die sogenannte osmotische Balance, also die Ausgewogenheit der Körperflüssigkeiten, empfindlich gestört werden. Verständlich, dass der Konsum größerer Mengen Bier an einem heißen Tag den Durst nicht löscht, dafür aber im Gegenteil für einen hohen Wasserverlust sorgt.
- Unsere Nieren haben direkt oder indirekt Einfluss auf unseren Durst. Der entsteht, wenn die extrazelluläre Flüssigkeit, also der Wassergehalt im Körper abnimmt. Oder auch wenn Blutvolumen und Blutdruck absinken. Verantwortlich dafür ist das Durstzentrum im Hypothalamus, einer wichtigen Drüse im Zwischenhirn. Auch starkes Bluten nach Verletzungen oder bei Frauen während der Monatsregel kann Durst auslösen und für die Freisetzung von ADH sorgen. Dann halten die Nierenröhrchen wieder mehr Wasser zurück.
- Als weitere, ebenfalls lebensnotwendige Funktion wachen unsere Nieren auch über den pH-Säurewert in Blut und Gewebe. Das Blutplasma muss konstant innerhalb von pH-Konzentrationen zwischen 7,35 und 7,40 gehalten werden. Für gesunde pH-Werte und einen ausgeglichenen Wasserhaushalt können die Nieren nur bei gesunder, natürlicher Ernährung sorgen. Salz ist dabei der größte Störenfried. In geringen Mengen ist er unerlässlich für unseren Organismus, aber bei zu hohem Konsum oft verantwortlich für Bluthochdruck, Nierenbeschwerden und häufig auch für Diabetes, die tückische Zuckerkrankheit.

60 000 Dialysepatienten in Deutschland

Der hohe Salzverzehr ist nicht der Hauptsünder, spielt aber im Konzert all jener Substanzen mit, die Nierenschäden verursachen. Chronisch eingeschränkte Nierenfunktion bedeutet, dass Wasser und damit Natrium und andere Stoffe nicht ausreichend über den Urin ausgeschieden werden können. Es kommt dann zu einem Rückstau, z. B. von Natrium, dadurch steigt das Wasser- und Blutvolumen im Körper und zwangsläufig ebenso der Blutdruck. In Deutschland müssen jährlich über 60 000 Betroffene regelmäßig zur Dialyse, also zur Blutwäsche, bei der Salz und Schadstoffe über unterschiedliche Verfahren aus dem Blutkreislauf gefiltert werden.

Die Nierenfunktion wird über die sogenannte glomeruläre Filtrationsrate gemessen, also an der Fähigkeit der Nieren, Wasser auszuscheiden oder zurückzuhalten. Salz stört diesen unendlich sensiblen Mechanismus, lässt ihn mitunter entgleisen. Bei entsprechend disponierten Personen steigen damit nicht nur die Risiken einer Nierenkrankheit, sondern auch jene eines Bluthochdrucks mit möglichen Folgeerscheinungen wie Herzinfarkt oder Schlaganfall.

Nierenerkrankungen werden im Frühstadium meist nicht erkannt. Da greift man also weiterhin fröhlich nach dem Salzstreuer, selbst wenn die gern konsumierten Fertiggerichte aus dem Supermarkt ohnehin viel zu stark gesalzen sind. Das (wiederholte) Messen des Blutdrucks, in Apotheken oft gratis angeboten, gibt auch Laien ersten Aufschluss über sich anbahnende Risiken.

KAPITEL 5:

Diabetes – die heimliche Bedrohung

- Von Pflanzen lernen
- Wissenswertes über die Zuckerkrankheit
- Risikofaktor Salz
- Wenn Fett und Süßes dazukommen
- Symptome & Diagnose

Was wir von Pflanzen lernen können

Wenn Biologen eine Pflanze untersuchen, staunen sie immer wieder aufs Neue über die vollendete Ordnung, selbst im bescheidensten Unkraut am Straßenrand. Unterm Mikroskop zeigt sich ein feines Gerüst miteinander verknüpfter Pflanzenzellen, vor allem aber die kräftig-junge Struktur dieser Zellen. Über das fein verästelte Netzwerk ihrer Wurzeln prüfen Pflanzen im Erdreich, welche Eiweißbausteine, Mineralien oder Spurenelemente sie auswählen sollen, damit Stamm und Blätter kräftig wachsen, am Ende eine wunderschöne Blüte oder ein pralles Korn heranreift. Niemals würde so ein Farn, ein Vergissmeinnicht, ein Dornenstrauch oder eine Erle am Bachufer auch nur ein einziges Natriumatom zu viel über sein Adernsystem ansaugen.

Pflanzen »wissen« stets genau, was ihnen guttut und was nicht, wir Menschen können von ihnen immer wieder viel lernen. Leider tun wir dies nicht. Unsere tägliche Kost ist nur zu oft ein heilloses Durcheinander willkürlich und wahllos aufgenommener Nahrungsbestandteile. Sie wird uns mehr oder weniger aufgedrängt von dem verführerischen Angebot in Supermarktregalen und Tiefkühltruhen. Unser Organismus versucht dann verzweifelt, dieses meist industriell hergestellte und verpackte Sammelsurium an Fett, Kohlenhydraten, Eiweiß und anderen Biostoffen zu verwerten und darin enthaltene Schadstoffe irgendwie loszuwerden.

Doch dies kann nie ganz gelingen. So häufen sich in unserem Körper gesundheitsschädliche Schadstoffe, Zellmüll, Schlacken und Säuren an. Neben Zucker und gesättigten Fettsäuren ist Salz Hauptverursacher von körperlichen Beschwerden. Wenn alle zusammen, Salz, Süßes und Fettes, ein großer Bestandteil der Ernährung sind, potenzieren sich Risiken für Befindlichkeitsstörungen, Beschwerden und schwere Krankheiten. Eine der bedrohlichsten neben dem Bluthochdruck ist der Diabetes, die Zuckerkrankheit. Und wenn man schon Diabetes hat, kann jedes Gramm Salz zu viel bei Diabetikern das unvorstellbar komplexe Zusammenspiel von Hormonen, Enzymen, Biostoffen und anderen Stoffwechselfaktoren stören, Symptome verschlimmern und dramatische Folgen haben.

Was ist Diabetes?

Die Zuckerkrankheit ist eine Störung des Stoffwechsels in der Nahrungsverwertung und der Energieproduktion. Ein erheblicher Teil unserer täglichen Nahrung wird zu Glukose abgebaut, den kleinsten Bausteinen der Kohlenhydrate. Wenn Glukose aus dem Nahrungsbrei im Darm ins Blut einströmt, wird sie als Blutzucker bezeichnet. Von alleine gelangen die kleinen Blutzuckermoleküle nicht in die stets glukosehungrigen Zellen. Dazu benötigen sie Insulin, ein Hormon aus dem Pankreas, der Bauchspeicheldrüse, das praktisch gleichzeitig mit dem Verzehr kohlenhydratreicher Kost in der Bauchspeicheldrüse synthetisiert und ans Blut abgegeben wird. Wenn Menschen Diabetes haben, produziert die Bauchspeicheldrüse jedoch zu wenig Insulin – oder aber die Zellen reagieren nur unzulänglich auf die Ausschüttung des Hormons. In diesen Fällen bauen sich zu hohe Blutzuckerkonzentrationen auf. Erhebliche Mengen Glukose finden den Weg nicht in die Zellen, sammeln sich im Urin und werden aus dem Körper ausgeschwemmt. Obwohl das Blut reich an der lebenswichtigen, Energie spendenden Glukose ist, können die Zellen diese Hauptenergiequelle nicht nutzen. Die Folgen können fatal sein.

Diabetes 1

- Die Zuckerkrankheit vom Typ 1 ist eine Autoimmunerkrankung. Eine solche Krankheit entsteht, wenn sich das Immunsystem gegen Teile des eigenen Körpers richtet. Beim Diabetes 1 attackiert und zerstört das Immunsystem Beta-Zellen in der Bauchspeicheldrüse, die das Hormon Insulin produzieren. Ein Mensch mit dieser Form der Zuckerkrankheit muss dann sein Leben lang Insulin nehmen.
- Was ganz genau dazu führt, dass das Immunsystem diese Beta-Zellen angreift, wissen Zellforscher nicht, vermutlich sind es nicht nur autoimmune Vorgänge, sondern auch erblich bedingte oder umweltbedingte Faktoren, möglicherweise auch Viren oder andere Faktoren. Etwa fünf bis zehn Prozent der Zuckerkranken haben einen Diabetes vom Typ 1, der vorwiegend bei Kindern oder jungen Erwachsenen auftritt.
- Die Symptome zeigen sich ganz plötzlich, auch wenn der Abbau von Beta-Zellen schon Jahre vorher begonnen hat. Typische Krankheits- oder Warnzeichen können starker Durst mit entsprechend hohem Wasserlassen sein, ständiger Hunger, Gewichtsverlust, Sehstörungen und chronische Müdigkeit.
- Wenn die Krankheit nicht erkannt und behandelt wird, kann der oder die Betroffene in ein lebensgefährliches Koma fallen.

Diabetes 2

- Etwa 90 bis 95 Prozent aller Zuckerkranken haben diese Form des Diabetes. Er tritt meist im fortgeschrittenen Alter auf, oft begünstigt durch Erbanlagen. Risikofaktoren sind Übergewicht, Fehlernährung und Bewegungsmangel. Rund 60 Prozent aller Diabetiker vom Typ 2 sind übergewichtig.
- Beim Diabetes 2 produziert das Pankreas, die Bauchspeicheldrüse, zwar meist ausreichend Insulin, es kann aber vom Organismus nur unzulänglich zum Einbau von Glukose, dem

Blutzucker, in die Zellen genutzt werden kann. Ein Zustand, den Wissenschaftler gemeinhin als Insulinresistenz bezeichnen.

- Häufig ist anhaltende Fehlernährung mit viel Süßem und hellen Mehlprodukten über Jahre hinweg die Ursache. Die schnelllösliche Glukose in solchen Lebensmitteln, auch in süßen Getränken, schießt in solchen Mengen in den Blutkreislauf ein, dass sich Zellen gegen diesen Ansturm und den damit verbundenen Ansturm des Hormons Insulin wehren. Sie bauen dann entsprechende Rezeptoren ab, die man sich als winzige Türchen vorstellen kann, die normalerweise für die Aufnahme von Blutzucker weit offen stehen.
- Als Folge davon bauen sich immer höhere Glukosekonzentrationen im Blut auf. Es ist zwar dann im Prinzip reichlich Blutzucker als wichtige Energiequelle für die Körperzellen vorhanden, der Organismus kann sie aber nicht nutzen.
- Ein Diabetes 2 entwickelt sich allmählich. Das Blut wird immer süßer und verdickt sich sirupartig durch den steigenden Anteil an Blutzucker, sodass es zu Durchblutungsstörungen kommt, die sich meist zunächst an den äußersten Extremitäten zeigen, an Zehen und Fingern. Die feinsten Blutgefäße, die Arteriolen, sind ohnehin so dünn, dass sich gerade mal ein rotes Blutkörperchen hindurchquetschen kann. So entsteht irgendwann aufgrund massiver Durchblutungsstörungen die Gefahr einer Amputation von Gliedmaßen.
- Weil jedes Glukosemolekül drei Moleküle Wasser bindet, wird dem Gewebe natürlich viel Flüssigkeit entzogen, wenn die Glukosekonzentrationen hoch sind. Dadurch kommt es zu starkem Durstgefühl, zu Hunger, Gewichtsverlust, schlechter Wundheilung. Betroffen sind vor allem auch die Augen, denn wenn ihnen Wasser entzogen wird, kann es zu empfindlichen Sehstörungen kommen. Salzreiche Kost bringt dann den Wasserhaushalt im Körper endgültig zum Entgleisen.

Rechtzeitig zur Diagnose

Im Allgemeinen wird der Blutzucker im Fastenzustand gemessen, idealerweise am Morgen vor dem Frühstück. Die Glukosekonzentrationen sollten sich in einem Referenzbereich zwischen 85 und 105 Milligramm Blutzucker pro Deziliter Blut bewegen. Dann verfügt der Körper über ausreichend Glukose und wird nicht von zu hohen Blutzuckerverdichtungen belastet. Je stärker die Werte ansteigen, umso bedrohlicher entwickelt sich der Diabetes zwangsläufig. Bei manchen Betroffenen diagnostizieren Ärztinnen oder Ärzte Werte von 500 oder mehr.

Viele Menschen leben mit einem sogenannten Prädiabetes, also einer sich abzeichnenden Zuckerkrankheit. Glukosewerte sind zwar erhöht, reichen aber für die Diagnose eines Diabetes nicht aus, sie liegen nach nächtlichem Fasten dann meist bei 100 bis 120 Milligramm Blutzucker pro Deziliter Blut. Experten gehen davon aus, dass etwa 20 Prozent aller Erwachsenen ab 25 Jahren bereits mit einem bestehenden Prädiabetes leben, ohne davon zu wissen. Bei übergewichtigen Erwachsenen liegt diese Rate schon bei rund 40 Prozent. In diesem Stadium einer Zuckerkrankheit kann gesunde Ernährung und mehr Bewegung die Blutzuckerkonzentrationen rasch senken. Bei Fehlernährung und Bewegungsmangel hingegen können Konzentrationen auch jäh und bedrohlich in kurzer Zeit ansteigen.

Risikofaktor Salz

Zuckerkranke leben in ständiger Gefahr, einen zu hohen Blutdruck und eine Herz-Kreislauf-Erkrankung zu entwickeln. Knapp zwei Drittel aller erwachsenen Diabeteskranken sterben an Herzinsuffizienz oder einem Schlaganfall. Die Betroffenen müssen deshalb besonders auf ihre Lebensweise achten, insbesondere auf körperliche Aktivität und auf gesunde Ernährung. Dies bedeutet in erster Linie:

1. Verzicht auf Süßes, süße Getränke und helle Teigwaren bzw. Weißbrot, die ohnehin Risikofaktoren für die Entwicklung einer Zuckerkrankheit sind,
2. möglichst weitgehender Verzicht auf Salz, das den Blutdruck erhöht, speziell bei ohnehin übergewichtigen Hypertonikern, also Personen mit einem zu hohen Blutdruck. Weil Salz Arterien stark verengt, erhöhen sich die Risiken für eine Arterienverkalkung, bei der sich ranziges Cholesterin und andere Blutfette, Gerinnungsstoffe, verbrauchtes Bindegewebe und auch Kalk in Gefäßinnenwänden ablagern und den Blutfluss hemmen.

Wenn das Blut zu dickflüssig wird, weil sich darin zu viel Glukose anreichert, muss das Herz Schwerstarbeit leisten, um das Blut durch den Kreislauf zu pumpen, dessen

Adernnetz mitsamt aller größeren und engsten Gefäßen immerhin 100 000 Kilometer lang ist. Hinzu kommt, dass das Herz bei Übergewicht über den Blutkreislauf auch noch etliche Pfund oder Kilo Fettgewebe zusätzlich mit Blut versorgen muss, also zusätzlich strapaziert wird.

Salz & Fett – die Hauptsünder

Hauptproblem praktisch aller Diabetiker ist ihre Ernährungsweise, ihre Abhängigkeit von den Suchtfaktoren Zucker und Salz. Weil die Geschmacksknospen auf ihrer Zungen- und Gaumenschleimhaut jahre- oder jahrzehntelang gebieterisch nach Süßem und Salzigem verlangt haben, baut sich eine Insulinresistenz mit erhöhtem Blutzucker auf, außerdem ein kaum bezwingbares Verlangen nach der Kombination von Fett und Salz.

Fleisch, Fisch oder Geflügel schmecken bekanntlich neutral, also fast gar nicht, wenn sie nicht gewürzt sind. Salz führt zu einem Geschmackserlebnis und Fett transportiert die Geschmackssignale von Salz noch rascher über die Schleimhäute ins Gehirn. Deshalb kann etwa ein leckerer Gänsebraten mit ausgiebig gesalzener Soße oder eine fett-salzige Debrecziner Bratwurst ein großer sinnlicher Genuss sein, der den Wunsch nach baldiger Wiederholung auslöst. Von diesem suchtartigen Verlangen später loszukommen, ist oft nicht leicht, weil Rezeptoren an den Geschmacksknospen das entsprechende Verlangen einprogrammiert haben, nach neuen Erkenntnissen möglicherweise sogar durch Genmutationen. Dies bedeutet, dass Gene durch den Dauerkonsum salziger Lebensmittel irrtümlich annehmen, dass Salziges für die Gesundheit unentbehrlich ist – und sich daraufhin geringfügig, in sogenannten Punktmutationen, umprogrammieren. Als Folge davon macht Salziges noch süchtiger. Ähnliches geschieht in unserem Körper übrigens auch oft bei der Sucht nach Süßem. Die verhängnisvolle Abhängigkeit von Salz führt über eine Dauerverengung von Herzkranzgefäßen und anderen Arterien zu der Ausbildung eines hohen Blutdrucks, verbunden mit den Risiken einer Herzinsuffizienz. Wie man Speisen mit Kräutern und Gewürzen viel schmackhafter zubereiten kann als mit dem stets gleichen Monogeschmacksspender Salz, lesen Sie weiter hinten in diesem Buch (s. S. 167).

KAPITEL 6:

Beschwerden – verursacht durch zu viel Salz

- Wenn dem Gewebe Wasser fehlt
- Augenprobleme: Warnzeichen Sehschwäche
- Falten, Runzeln durch geschwächtes Bindegewebe
- Gelenkschmerzen: Wenn Salz den Knorpeln Wasser raubt
- Proteoglykane: Schwammmoleküle halten Wasser fest
- Synovia: die wasserreiche Gelenkschmiere

Am Anfang steht der Wasserentzug

Salz ist in Maßen gesund, doch ein Übermaß kann überall in unserem Organismus gesundheitliche Schäden anrichten. Die krankheitserregenden Ursachen sind stets dieselben:

1. Salz bindet Wasser im extrazellulären Gewebe, entzieht es also den Zellen und trocknet diese aus,
2. Salz verengt Gefäße,
3. Salz erhöht den Blutdruck.

Weil zu viel Salz Flüssigkeit aus den Zellen heraussaugt, sinkt ihre natürliche Viskosität, ihr Flüssigkeitsgehalt, wodurch die Zellstoffwechselrate absinkt. Denn Zellen sind dann nicht mehr so leistungsfähig, sie sind dann bereits »krank«, unterversorgt. Hält der Zustand wegen einer permanent salzreichen Kost über längere Zeit an, kommt es zwangsläufig zu Beschwerden.

Weil Salz die Gefäße verengt, wird auch der Transport von Vitaminen, Spurenelementen, Enzymen, Eiweiß usw. übers Blut ins Gewebe gedrosselt. Unsere 70 Billionen Körperzellen werden so zusätzlich ausgehungert.

Der erhöhte oder hohe Blutdruck sorgt außerdem für kreislaufbedingte Symptome, verursacht unter anderem durch eine geschwächte Pumpleistung des Herzens. Als Folge der drei oben genannten salzbedingten Faktoren kommt es in praktisch allen Körpergeweben zu gesundheitlichen Störungen und Schäden, wie Übergewicht, Atemprobleme, Netzhautschäden in den Augen, Übelkeit oder auch Nasenbluten.

Sehschwäche und andere Augenprobleme

Bei einer durch Salz bedingten Hypertonie, einem Bluthochdruck, können Blutgefäße in der Retina beschädigt werden, der Netzhaut im Augenhintergrund, in der das bildhafte Sehen entsteht. Diesen Zustand bezeichnen Ophthalmologen (Augenärzte) als hypertensive Retinopathie. Ein solcher Augenschaden wird oft erst spät oder auch überhaupt nicht erkannt, dann kann es zu schwerwiegenden Folgen und sogar zur Erblindung kommen.

Mit einem sogenannten Ophthalmoskop kann der Augenarzt den Augenhintergrund ausleuchten. Dabei projiziert er Licht in den Hintergrund des Sehorgans. An oft geringfügigen Veränderungen am Augenhintergrund lässt sich ein beginnender Augenschaden ablesen. So etwa an einer Verengung der Blutgefäße, einem schleimartigen Austritt aus Blutgefäßen, kleinen Punkten und Absonderungen, an einer Schwellung von Augennerven oder der Hornhaut oder auch an Blutungen im Augenhintergrund.

Exzessiver Salzkonsum kann überall im Körper zu Ödemen, zu Wasseransammlungen führen – so auch im Auge. Die Hornhaut schwillt dann an, die Betroffenen sehen nur noch verschwommen, weil das einfallende

Licht verzerrt gebrochen wird und kein einheitliches Sehbild mehr entsteht. Fachärzte können durch eine Glättung der Hornhaut diese Fehler korrigieren, dies ändert aber nichts an den eigentlichen Ursachen einer Hornhautschwellung. Salz kann auch die Bildung eines Katarakts, eines grauen Stars, begünstigen.

Der Augapfel: Wasser & Nerven

- Der sogenannte Glaskörper im Auge, der dem Sehorgan Form und seine flexible Festigkeit verleiht, besteht zu nahezu 100 Prozent aus Wasser. Er ist ein Wunder der Natur, in seiner Funktion vollkommen abhängig von einem gesunden Wasser- und Elektrolyt-Haushalt.
- Der Augapfel wird von einem hauchfeinen Gerüst aus Kollagenfasern durchzogen. Für die Natur war es in ihrer biologischen Evolution sicherlich eine knifflige Aufgabe, einen solchen Schwellkörper voll Wasser zusammenzuhalten. Dafür sorgt eine Gerüstsubstanz mit der Bezeichnung Hyaluron-Säure, ein großes Molekül, das ähnlich einem Schwamm viel Wasser binden kann, nämlich mehr als fünf Liter pro Gramm Hyaluron-Säure. Ein winziger Anteil von nur zwei Prozent Hyaluron-Säure bindet eine vergleichsweise unvorstellbar große Menge an Wasser im Auge.
- Nach jeder sehr salzreichen Mahlzeit sammeln sich die Mineralien Natrium und Chlorid zunächst im Bauchraum, später im Blut und überall im Gewebe, wo sie den Körperzellen ihr kostbares Stoffwechselwasser entziehen. Auch aus dem Augapfel saugt Salz Wasser heraus, dadurch sinkt die Viskosität, der Flüssigkeitsgehalt im Auge, unscharfes Sehen kann das erste Warnzeichen sein.
- Bei anhaltend hohem Salzkonsum trocknet der Glaskörper im Auge nach und nach aus. Dann kann es zu Krankheitssymptomen im gesamten Augenbereich kommen: in der

Netzhaut, der Hornhaut und der Makula, dem Punkt des schärfsten Sehens, der auch als gelber Fleck bezeichnet wird. Häufig entsteht ein Katarakt, der graue Star, eine Trübung der Augenlinse, die inzwischen operativ gut beherrschbar ist. Die eigentliche Ursache der Erkrankung, nämlich der Wasserentzug im Auge, wird hingegen oft nicht berücksichtigt.

- Augenärzte behandeln trockene Augen mitunter mit Tropfen, die Hyaluron-Säure enthalten. Die schwammhaltigen Moleküle sorgen dann für mehr Tränenflüssigkeit und einen anhaltenden Tränenfluss. Hyaluron-Säure wird oft auch Patienten mit Kontaktlinsen verordnet, die unter trockenen Augen leiden. Eine salzarme Ernährung kann Schmerzen bei Augenreizungen lindern. Sind die Augenreizungen salzbedingt, muss sowieso unbedingt salzarm gegessen werden.

Wie Salz unser Bindegewebe schädigt

Ähnlich wie im Auge geht es auch im Bindegewebe, dem Kollagen, darum, möglichst viel Wasser zu binden. Immerhin besteht unser Körper ja zu etwa der Hälfte aus Wasser, der Körper von Neugeborenen sogar bis zu 80 Prozent. Sinn und Zweck dieser hohen Flüssigkeitskonzentrationen ist es,

1. die Zellen mit Wasser vollzupumpen, sodass ihr Stoffwechsel optimal funktionieren kann,
2. den Körper gegen Stöße, Püffe, Erschütterungen usw. zu schützen. Deshalb ist die Epidermis, die Oberhautschicht, reich mit wasserreichem Bindegewebe unterlegt, Gefäße und Organe sind reich mit Kollagen umwickelt und eingepackt.

Die größten Feinde unseres Bindegewebes sind Stress und Salz. Stress entzieht dem Kollagen Eiweiß, also praktisch ihr einziges Baumaterial. Salz saugt Wasser aus dem Kollagen heraus, dünnt es dementsprechend aus, sodass z. B. Falten und Runzeln entstehen können.
Anstatt unser Bindegewebe zu schwächen, sollten wir es also lieber kräftigen. Nirgendwo sonst zeigen sich unnötige Alterserscheinungen eher als im Kollagen. Hoffnung vermittelt die vollendete Anpassungsfähigkeit des Bindegewebes, dessen Struktur und Festigkeit sich im Laufe eines Tages stetig verändern. Das Kollagen wird fester oder lockerer, je

nachdem, welchen Stress wir haben oder uns aussetzen, wie viel wir schlafen und wie wir uns ernähren. Eine Bratwurst mit salzigen Pommes entzieht dem Bindegewebe innerhalb einer Stunde viel Wasser, ein kaliumreiches Obstfrühstück am Morgen nach dem Aufstehen füttert Fibrozyten, die Kollagenzellen, mit deren Lieblingsspeise: Wasser.

Das Geheimnis der Proteoglykane

- Unser Bindegewebe leidet auf zweierlei Weise unter zu viel Salz. Zum einen entzieht Natriumchlorid dem Kollagen selbst sein wichtiges Polsterwasser; zum anderen saugt Salz auch noch Wasser aus den Körperzellen heraus, das dann im Bindegewebe zwischengelagert werden muss – mitsamt all seinen Schlacken, Säuren, Schadstoffen und Zellmüll.
- Von dem Stützgewebe Kollagen gibt es verschiedene Typen, die allerdings eines gemein haben: ihren Wasserreichtum. Die Grundsubstanz aus elastischen, dehnbaren, aber weitgehend reißfesten Fasern ist mit Wasser aufgefüllt, für deren Bindung dieselben Substanzen benötigt werden wie im Auge oder auch in unseren Knorpeln, nämlich Hyaluron-Säure und Proteoglykane, die beide schwammartig enorme Mengen an Wasser ansaugen und binden können.
- Hoher Salzkonsum schwächt unser Kollagen, denn er entzieht ihm das so wichtige Wasser. Kaum ein anderes Stützgewebe in unserem Körper, wie etwa Muskeln oder Knochen, sind so von einem physiologisch gesunden Wasserhaushalt abhängig wie das Kollagen. Dementsprechend zeigen sich salzbedingte Alterserscheinungen zuallererst an der Haut.

Die Oberhaut dünnt aus, bildet winzige Fältchen. Weil Bindegewebszellen ihre kostbare Zellflüssigkeit nicht festhalten können, kommt es zu Wasseraustritten ins angrenzende Gewebe. Die Folge sind Tränensäcke, Ödeme unter den Augen, am Handrücken, den Knöcheln usw.

Probleme mit Knorpeln & Gelenken

Knorpel – und übrigens auch Knochen – zählen im weiteren Sinne ebenfalls zu den Bindegeweben und sind ebenfalls auf einen gesunden Wasserhaushalt angewiesen. Dies gilt speziell für das überaus empfindliche Knorpelgewebe, bei dem die Natur sorgsam darauf achtet, dass stets ausreichend Wasser als Puffer- und Schutzmasse eingelagert ist. Wasser lässt sich bekanntlich nicht zusammenpressen, eignet sich also ganz speziell für Organe, die durch Druck, Dreh- oder Stoßbelastungen extrem beansprucht werden.

Knorpel lassen sich verformen, ohne ihren ursprünglichen Aufbau zu verlieren, reagieren also elastisch auf Druck. Gelenkknorpel sorgen für die geringmöglichste Reibung zwischen Knochenenden. Das Besondere an ihnen ist, dass sie keine Nerven und Blutgefäße enthalten, sie werden über die durchlässige Knorpelhaut, das Perichondrium, von außen mit Nährstoffen versorgt. Wichtigster Bestandteil der Gelenkknorpel ist die Gelenkschmiere, die sogenannte Synovia.

Synovia: verletzlich und gefährdet

Wussten Sie, dass in Deutschland 11 Millionen Erwachsene zeitweise oder ständig an Gelenkschmerzen leiden? Sie können ein Symptom für eine Arthrose (eine degenerative Abnutzung des Gelenkknorpels) oder eine Arthritis (eine Entzündung) sein. Ursache ist fast immer ein Abbau oder eine Schwächung der gallertartigen, fadenziehenden Gelenkschmiere.

Die Synovia schmiert nicht nur die Gelenkflächen, sondern ernährt auch den Gelenkknorpel und wirkt gleichzeitig wie ein Stoßdämpfer. Nur wenn das Gelenk bewegt und belastet wird, kommt es zum Nährstoffaustausch ins Knorpelgewebe. Wer seine Arme oder Beine wenig oder kaum bewegt, schwächt seine Gelenke dementsprechend.

Wichtige puffernde und Wasser bindende Bestandteile der Synovia sind sogenannte Glykosaminoglykane, schwammartige Großmoleküle, die viel Wasser speichern können. Zu ihnen zählt auch die Hyaluron-Säure, deren Moleküle erhebliche Mengen an Flüssigkeit aufnehmen können.

Es ist beeindruckend, wie variabel und mit welcher Flexibilität die Schmiermittel im Knorpel bzw. im Gelenk wirken. Wenn etwa bei einem Sprung und folgendem Aufprall auf dem Boden plötzliche, starke Druckkräfte aufs Gelenk einwirken, ballen sich die »Schwamm-Moleküle« zusammen, um an den bedrohten Stellen ein dichteres Polster zu bilden. Bei rasch aufeinanderfolgenden Scherbewegungen dagegen, etwa beim Laufen, verliert die Synovia ihre Zähigkeit und die Reibung im Gelenk nimmt

ab, weil das Natriumchlorid im Salz die Gelenkschmiere ausdünnt.
Salz ist somit ein bedrohlicher Aggressor für unsere Gelenke. Bei vielen Menschen führen Fehlernährung und Bewegungsmangel zu ungenügender Nährstoffversorgung und zu einem anhaltenden Abbau der Synovia. Steter Salzkonsum entzieht der Gelenkschmiere und den Knorpelteilen also jene Flüssigkeit, die Bestandteil ihrer natürlichen Wirkungsweise ist.
Zu einer sinnvollen Therapie von Gelenkproblemen gehört deshalb unbedingt eine entsprechende Umstellung in der Ernährung: salzarm essen und mehr kaliumreiche Lebensmittel wie Obst und Gemüse zu sich nehmen, die die riesigen Proteoglykan-Moleküle wieder mit mehr Wasser aufpumpen. Dann reiben Knochenenden nicht mehr so gegeneinander, der »Puffer« funktioniert wieder besser, das Gelenk findet zur Ruhe, entzündliche Erscheinungen nehmen ab.

KAPITEL 7:

Salz als Wirtschaftsfaktor

- Die Anfänge des Salzes
- Die Auswirkungen von Salz und Salzhandel
- Salz prägt Orts- und Städtenamen
- Ein vielseitiges, kostbares Produkt
- Alles über Meer-, Siede- und Steinsalze
- Brauchen wir Jod und Fluoride in unserem Salz?

Wie das Salz entdeckt wurde

Die alten Chinesen waren hier – wie auch auf anderen Gebieten – die Ersten: Sie entdeckten das Kristall Salz als eine Art »weißes Gold«. Natriumchlorid ist ja nicht nur Geschmacksspender, sondern war in Zeiten, als es eben noch keinen Kühlschrank gab, exzellentes Mittel für die Konservierung verderblicher Nahrungsmittel. Wenn man Fleisch, Fisch oder auch Gemüse in Salz einlegt, entzieht das darin enthaltene Natriumchlorid den Lebensmitteln Wasser. Keime aller Art, wie Bakterien, Pilze oder andere Parasiten, reifen und vermehren sich bekanntermaßen am schnellsten im Gewebewasser. Salz aber – z. B. beim Pökeln – trocknet Gewebe aus und hält es auf diese Weise lange haltbar.
Die alten Chinesen hatten diesen Effekt wohl als Erste entdeckt und aus diesem Grund bereits 6000 Jahre v. Chr. die Salzproduktion kultiviert und von der Oberfläche des salzreichen Xiechi-Sees nahe Yuncheng in der Provinz Shanxi erhebliche Mengen Salz produziert. Auch andere früh zivilisierte Länder nutzten die Vorzüge des weißen Kristalls. 2800 v. Chr. exportierten die Ägypter gesalzenen Fisch nach Phönizien und erhielten als Gegenleistung Libanon-Zedern oder Glaswaren. Die Phönizier wiederum verkauften den nun gut konservierten Fisch weiter an die wohlhabende Bevölkerung nordafrikanischer Staaten und bis tief in den Mittelmeerraum hinein.

Transportwege für Salz

Innerhalb weniger Jahrhunderte wurde Salz weltweit wichtig und von wirtschaftlicher Bedeutung. Weil der Geschmacksspender und Haltbarmacher von Lebensmitteln aber nicht an jedem Ort zur Verfügung stand oder abgebaut werden konnte, entstanden zwischen den relativ wenigen Produktionsstätten oder -ländern Handelswege und -straßen. Die Tuareg-Stämme in der Sahara richteten spezielle Routen für den Salztransport ein, die teilweise heute noch genutzt werden.

Vor allem im heutigen deutsch-österreichischen Raum entstanden Transportwege, ausgehend von den reichen Salzvorkommen in und um Reichenhall, Salzburg und Hallein.
Bedeutende Salzstraßen führten von Hall in Tirol bis zum Brenner, von Reichenhall bis München und Augsburg sowie – wie die Alte Salzstraße – von Lüneburg nach Lübeck. Außerdem wurden Soleleitungen entwickelt, über die in Wasser aufgelöstes Salz über weite Strecken zum Sieden in Salinen geleitet wurde. Diese Salzleitungen bestanden meist aus ineinandergeschobenen ausgehöhlten Baumstämmen und waren bis zu 80 Kilometer lang. Die vielleicht älteste Pipeline der Welt wurde ab dem Jahr 1595 vom Salzberg in Hallstatt nach Bad Ischl

verlegt. Für den Transport des begehrten Guts wurden also enorme Anstrengungen unternommen.

In Deutschland gab es noch bis ins Jahr 1993 hinein eine Salzsteuer, die von betroffenen Ländern und Gemeinden überwacht wurde. Die Salzsteuer, das sogenannte Salzregal, galt als einträgliches Monopol.
Den Überlieferungen nach erhielten übrigens die um Reichenhall, Salzburg und Hallein stationierten römischen Legionäre ihren Sold mitunter in Form von Salz. Das Wort Salär stammt sprachgeschichtlich vom Begriff Salz, was bestätigt, dass Salz einmal als Zahlungsmittel für Bedienstete eingesetzt wurde. Auch das Wort Salat stammt vom Begriff Salz, die alten Römer salzten nämlich schon ihr Blattgemüse, um es möglichst lange haltbar zu machen. Die an den Nordalpen ansässigen Kelten tauschten schon etwa 300 v. Chr. das dort gewonnene Salz gegen Wein und andere Luxusgüter aus Rom und Griechenland.

Weltmacht Salz

- In religiösen Schriften taucht das Wort Salz schon früh auf. Im Alten Testament wurde die Frau von Lot, dem Stammvater der Moabiter, in eine Salzsäule verwandelt, als sie ihren Blick zurück in die sündige Stadt Sodom richtete. Der Prophet Mohammed erklärte: »Salz beherrscht unsere Nahrung. Gott sandte vier Segnungen zu uns auf die Erde: Feuer, Wasser, Eisen und Salz.«
- Bei den Azteken Südamerikas war Huixtocihuatl die Fruchtbarkeitsgöttin, die über Salz und die salzigen Meere herrschte. In alten Mythologien spielt Salz bis heute eine bedeuten-

de Rolle. Die alten Ägypter, Römer und Griechen beschworen ihre Götter mit Gaben von Salz, in der Hindu-Religion segnet man Frischvermählte und Häuser mit Salz, in der japanischen Shintu-Religion wird Salz genutzt, um Räume und Menschen spirituell zu reinigen. Hochzeiter werden mit Salz beworfen, die Juden tauchen am Sabbath ihr Brot in Salz – als Teil ihrer uralten Liturgie.

- Mahatma Gandhi provozierte die britischen Kolonialherren mit dem Salz- oder Dandi-Marsch, an dem 100 000 Menschen teilnahmen. Sie protestierten gegen die unzumutbare Kolonialherrschaft, indem sie ihr eigenes Salz aus dem Meer gewannen – als Protest gegen die ihnen aufgezwungene Salzsteuer.
- Da die etablierten Salzstraßen mehr und mehr auch für den Transport anderer Güter genutzt wurden, wurden sie teilweise erbittert umkämpft. Salz wurde so praktisch weltweit zum Auslöser für Stammes- oder Nachbarschaftsfehden oder auch für Kriege.

Salz als Namensgeber

Überall dort, wo Salz produziert wurde, taucht der Begriff in Ortsnamen auf. Als die Kelten rund 800 v. Chr. im Bereich der Nordalpen nach dem begehrten Objekt schürften, entstand der Name Hallstadt. Hallstatt bedeutet Salzstadt, der Stadtname Hallein stammt von der Vorsilbe Hal, Synonym für entdecktes Salz in Griechenland und Ägypten. Der Fluss Salzach fließt durch Salzburg.

Aus diesen Wortwurzeln entwickelten sich auch Ortsnamen wie Schwäbisch Hall, Hall in Tirol, Halych in der Ukraine oder – in der Umwandlung von Hal zu Gaul – auch Galizien in Spanien. Ähnlich der Manifestation von Wörtern wie Wald, See, Bach oder auch Kirche in Ortsnamen, prägte sich der Begriff Salz über Jahrhunderte hinweg in unzählige Gemeindenamen ein. Schon daraus lässt sich ablesen, welche geschichtliche Bedeutung das weiße Kristall gewann – einfach deshalb, weil es rar, kostbar und begehrt war. Dass Salz irgendwann einmal in solch gewaltigen Mengen produziert und unser Geschmacksempfinden in nahezu despotischer Weise beeinflussen würde, konnte man damals natürlich nicht ahnen.

Ein vielseitiges Produkt

Weil Natriumchlorid chemisch sensibel reagiert, wurde es bald nicht nur als Geschmackspender oder zum Pökeln verwendet, sondern auch für ganz andere, industrielle Zwecke. So z. B. für die Produktion von Seifen und Reinigern, für die von Textilien oder die Herstellung von Zellstoff oder Papier, nicht zuletzt für das Auftauen vereister Straßen oder Flächen. Dementsprechend ist der Anteil an Speisesalz an der gesamten Weltsalzproduktion relativ gering.

Für Speisezwecke, für Landwirtschaft, Gewerbe und Industrie sowie für andere Zwecke bietet der internationale Salzhandel eine Fülle unterschiedlicher Produkte an: vom feuchten oder getrockneten, jod- oder fluorhaltigen Kochsalz über Nitritpökelsalz, ungefärbtes Meersalz, gefärbtes Viehsalz, Spezial- und Gewerbesalze mit unterschiedlicher Körnung bis zum Streusalz oder gefärbtem Meersalz für Badezwecke.

Etwa ein Fünftel des weltweit verbrauchten Salzes wird aus dem Meer gewonnen. Seit vielen Jahrhunderten wird zu diesem Zweck Meerwasser in Flachlagunen und Salzgärten geleitet, wo es verdunstet und Salzkristalle bildet. An vielen Orten in Afrika oder Amerika wird Meersalz aus ausgetrockneten Salzseen im Tagebau gefördert. Salzhaltige Erde wird – z. B. in Asien – ausgewaschen. Wo Flachland immer wieder von Meerwasser überflutet wird, wird es filtriert und das enthaltene Salz in Sudpfannen gewonnen.

Das Lebensmittel Salz

Die Salzproduktion in Deutschland nahm in der Vergangenheit kontinuierlich zu, von rund 100 000 Tonnen jährlich um das Jahr 1800 herum bis zu etwa 15 Millionen Tonnen heute. Nur rund drei Prozent davon landen freilich in unseren Lebensmitteln bzw. im Salzstreuer oder dem Salzfässchen in der Küche. Auf der ganzen Welt werden pro Jahr rund 240 Millionen Tonnen Salz gewonnen, etwa ein Drittel davon entfallen auf Europa. Das bei uns verbrauchte Salz verteilt sich auf vier Anwendungsarten, davon sind

1. drei Prozent Speisesalz,
2. fünf Prozent Gewerbesalz,
3. zwölf Prozent Auftausalz,
4. der Rest, also rund 80 Prozent, Industriesalze.

Speisesalz wird grob in drei Arten unterschieden, in

1. Meersalz,
2. Siedesalz,
3. Steinsalz.

Das Salz aus dem Ozean

Wenn man Meerwasser so lange eindampft, bis sich kristallisiertes Salz ablagert, hat man meist noch lange kein ideales Kochsalz. Es enthält nämlich einen beträchtlichen Anteil an Mineralstoffen wie Schwefel, Kalium, Kalzium oder Magnesium, die diesem Salz einen bitteren Geschmack verleihen. Deshalb werden dem Meersalz durch Raffinieren in großen Anlagen diese Stoffe entzogen. Das Endprodukt ist dann freilich kein reines Natursalz mehr, sondern wird weitgehend auf die beiden Hauptbestandteile Natrium und Chlorid reduziert, aus denen unser gemeines Kochsalz besteht.

Beim Raffinieren wird dieses ursprünglich kostbare und natürliche Produkt Meersalz einer recht brutalen Behandlung unterzogen. Es wird etliche Male gewaschen, durch Filter gepresst und auf hohe Temperaturen erhitzt. Doch damit nicht genug: Nun wird dieses halb künstliche Industrieprodukt auch noch mit Bestandteilen vermischt, die es schön rieselfähig machen, außerdem gebleicht bzw. aufgehellt. Aus einem Liter Ozeanwasser werden auf diesem Wege knapp 40 Gramm Salz gewonnen, das sich problemlos in feinsten Körnchen und Kristallen aus dem Salzstreuer über ein Gericht verteilen lässt und praktisch jeder Zutat seinen stets gleichen, uniformen Geschmack aufzwingt.

Kostbarkeiten aus dem Meer

- Meerwasser hat nicht überall die gleiche Zusammensetzung. Auch wenn der Salzgehalt annähernd derselbe ist, bestimmen doch natürliche Schwebe- und Zersetzungsstoffe oder auch unterschiedliche Kombinationen von Spurenelementen die Eigenheit spezieller Salze. Meersalze sind gesünder als raffinierte Salze, werden deshalb außer in der Küche als kosmetische Badezusätze oder auch für die Therapie in Heilbädern eingesetzt.
- Ein besonders feines, handgeschöpftes Salz ist Fleur de Sel (deutsch: Salzblume), das sorgfältig von hauchdünnen Salzfilmen auf der Wasseroberfläche in der Bretagne und Camargue oder auch an der Algarve oder den Balearen abgestrichen wird. Wegen seiner unterschiedlichen Anteile an Magnesium, Sulfit oder anderen Mineralien unterscheidet es sich im Geschmack von Region zu Region und macht es unter Spitzenköchen zu einer unverzichtbaren Kochzutat.
- Unter der feinen Fleur-de-Sel-Schicht lagert sich das graue bis graugrünliche Sel gris ab, mit seinem Reichtum an Algenstoffen und Planktonbestandteilen. Ein Geschenk des Meeres an uns und unsere Gesundheit. Dieses noch feuchte Salz muss rasch nach der Ernte behandelt, zerkleinert, zerstampft und abgefüllt werden.

Siedesalz aus der Saline

Vor uralten Zeiten haben Ozeane weite Teile des heutigen Festlandes beherrscht. Später aber, insbesondere in der Steinzeit, haben sich gewaltige Berge aufgetürmt und Restbestände des Salzwassers in ihren felsigen Tiefen eingeschlossen. Dieses begehrte Sole- oder Salzlakewasser wird aus dem Untergrund gewonnen, indem Süßwasser mit hohem Druck durch Bohrlöcher eingeleitet wird. Die gleichzeitig abgepumpte Sole, eine Salz-Wasser-Lösung, wird dann in Verdampfungsanlagen, den sogenannten Salinen, zu Kochsalz weiterverarbeitet.

Dieses Solesalz ist immer noch reich an wertvollen Inhaltsstoffen wie Mineralien und Spurenelementen. Wegen seiner unreinen Konsistenz wird es jedoch nur in geringen Mengen vertrieben, so etwa in Naturkostläden oder Reformhäusern. Kunden von Supermärkten greifen da schon lieber nach dem weißen, kristallinen Tafelsalz mit seiner stets gleichbleibenden Standardqualität. Dieses Salz enthält leider nicht nur Natriumchlorid, sondern auch vertriebsfördernde Zutaten wie Bleichmittel oder Rieselstoffe.

Geheimtipp Steinsalz

In den felsigen Tiefen großer Gebirge haben sich vor Millionen von Jahren wertvolle Salze eingelagert. Steinsalze, die nicht nur eine Fülle lebenswichtiger Mineralstoffe enthalten, sondern meist auch Spuren eingeschlossenen Tons oder von Anhydriten, das sind wunderschön weiß, rot oder blau kristallisierende Mineralien aus wasserfreiem Kalziumsulfat, das in Gips übergeht, wenn es mit Wasser in Berührung kommt.

Diese natürliche Unversehrtheit des Salzes, die sich über Jahrmillionen hinweg erhalten hat, wird nun mehr und mehr von aufgeklärten Salzkonsumenten geschätzt. So nach und nach wird eben doch deutlich, dass optische Reinheit – wie beim weißen Kristallzucker oder dem ebenso blütenweißen Tafelsalz – nicht unbedingt gleichbedeutend ist mit gesund. Steinsalz wird im Bergbau oft mühsam abgebaut, von Hand in Stollen abgeschlagen, danach nach oben befördert, wo es durch Aufbrechen, Spalten, Zermalmen und Sieben nicht weniger beschwerlich zu einem vertriebsfähigen Produkt zerkleinert wird.
Weil diese Bergsalze, ebenso wie viele Meersalze, von Region zu Region unterschiedliche Bestandteile enthalten, bietet der Handel auch unterschiedliche Produktformen an.

Könige unter den Salzen

Halit ist ein körniges Steinsalz von vollendeter kristalliner Struktur, die den kleinen Salzbrocken und -körnern den Anschein von Diamanten vermittelt. Schon im Mittelalter galt Halit als seltene Kostbarkeit, die den Reichen und Königen vorbehalten war. Die Kristalle, in vielen Jahrmillionen im Urgestein gewachsen und geformt, galten früher als eine Art lösbarer Edelsteine. Sie lassen sich tatsächlich wegen ihrer glasklaren Qualität von einem echten Bergkristall mit bloßem Auge oft gar nicht unterscheiden. Weltweit wird Halitsalz an nur wenigen Orten unter großem Aufwand gewonnen. Die Salzkristalle sind teuer, lassen sich jedoch zu einer Sole auflösen, wenn man sie in Wasser einlegt. Dann kann Halitsalz sehr ergiebig sein, weil die Sole immer wieder neu mit Wasser aufgefüllt werden kann.

Das *Himalaya-Salz* wird bei Gesundheits- und Fitnessfans zusehends beliebter. Dieses Stein- bzw. Kristallsalz hat eine wunderschöne rosarote Färbung – wohl mit ein Grund, weshalb es bei uns so beliebt ist. Es wird jedoch nicht aus dem Tiefengestein des Himalaya gewonnen, sondern in einer begrenzten Region der Provinz Punjab in Pakistan, vorwiegend im Salzbergwerk Khewra. Auch der polnische Bergbau beliefert Biogeschäfte und Reformhäuser mit Produkten unter der Bezeichnung Himalaya-Salz. Auch rosafarbenes sogenanntes »Hawaii-Salz« gibt es inzwischen, von Experten wird allerdings angezweifelt, ob es wirklich von der Insel Hawaii stammt. Für die rosarote Farbe des Himalaya-Salzes sorgt Eisenoxid, Mineralien stellen etwa drei Prozent des Salzkristalls. Das Salz wird als Pulver, Granulat oder in Brockenform angeboten und auch unter anderen Handelsnamen vertrieben: Hunzasalz, Kaisersalz oder auch Zaubersalz.

Stein- oder Kristallsalze können auch von Menschen als Lecksteine verwendet werden. Die Zungen- und Gaumenschleimhaut nimmt die Inhaltsstoffe unverzüglich auf – in asiatischen Ländern traditionell ein beliebtes Heilmittel gegen einen zu niederen Blutdruck. Das darin enthaltene Natriumchlorid mit seinem Anteil von rund 97 Prozent geht sofort ins Blut über und sorgt für eine Verengung von Gefäßen sowie einen geringfügigen Anstieg des Blutvolumens. Der Blutdruck steigt dann ebenfalls leicht an.

Stein- oder Kristallsalze haben den Vorteil, dass sie nicht in großen Quantitäten verwendet werden. Konsumenten schaben das Salz von den Klumpen oder Brocken ab. Oder sie brechen kleine Stücke heraus und begießen sie in einem Weckglas mit Wasser, sodass sich eine Salzlake, eine Sole bildet, die sích dann auch zum Kochen eignet. In der fein abgestimmten Komposition wertvoller Inhaltsstoffe wie Magnesium, Kalzium, Sulfiten, Eisen und Brom tragen die Stein- oder Kristallsalze zu einer gesunden Nährstoffbalance im Körper bei. Ähnlich wie Meersalz enthalten Steinsalze Jod und können so einen möglicherweise herrschenden Mangel an dem Spurenelement Jod ausgleichen. Die Salze sind zwar nicht gerade billig, werden aber sparsam verwendet. Anstatt den Geschmack von Speisen zu vereinheitlichen, wie dies bei unserem Tafelsalz der Fall ist, aktivieren sie eher noch die herrliche Nuancenvielfalt im Geschmack unserer Gemüse.

Brauchen wir Jod und Fluor in unserem Salz?

- Beide Spurenelemente sind für unseren Organismus lebensnotwendig. Schilddrüsenhormone, die in allen unseren rund 70 Billionen Körperzellen den Stoffwechsel in Schwung bringen, bestehen zu zwei Dritteln aus Jod. Fluoride brauchen wir für feste Knochen und Zähne. Dies bedeutet aber nicht, dass wir unseren Jod- und Fluor-Haushalt mit entsprechend angereichertem Koch- oder Tafelsalz abdecken müssen.
- Jod benötigen wir nur in unvorstellbar geringen Mengen, täglich nur etwa 150 Tausendstel Gramm, im ganzen Leben nicht mehr als vielleicht zehn Gramm. Eine gesunde Basiskost mit reichlich Gemüse, Getreide und Vollkornprodukten reicht meist schon für eine Versorgung aus. Alle Meeresprodukte sind darüber hinaus exzellente Jodlieferanten: Fisch, Krabben, vor allem aber Algen, die man in Naturkostgeschäften bekommt. Trotzdem gilt: Jodiertes Meersalz in der Küche ist durchaus empfehlenswert – wenn Sie an einem Jodmangel leiden. Vorsicht jedoch: nicht ständig zu stark salzen!
- Die Beigabe von Fluoriden, z. B. in Zahnpasten zur Kariesvorbeugung, wurde erst populär, nachdem aufgrund von Fehlernährung mit viel Süßem und hellen Mehlprodukten die Zahnfäule zur Volkskrankheit wurde. Bei Tieren in freier Natur, die sich gesund ernähren, ist Karies weitgehend unbekannt. Reich an natürlichen Fluoriden, den Fluorsalzen, sind Käse, Quark und alle Meeresfrüchte.
- Die Bandbreite zwischen Nutzen und Schaden ist bei diesem Spurenelement schmal. Ein Zuviel kann giftig werden, eine sogenannte Dentalfluorose auslösen, dies sind brüchige, kalkweiße oder auch bräunliche Zähne bei Kindern.

KAPITEL 8:

Kräuter und Gewürze: die gesunden Alternativen

- Es muss nicht immer Salz sein
- Endlich frei vom Salz
- Unsere heimischen Kräuter & Gewürze
- Exotisches aus fernen Ländern
- Vielfalt & Reichtum: Jede Pflanze duftet und schmeckt anders
- Enormer Reichtum an Biostoffen

Vollendeter Wohlgeschmack

Es muss nicht immer Salz sein, wenn es darum geht, köstliche Speisen auf den Tisch zu bringen. In vielen Regionen Indiens oder anderen asiatischen Ländern verzichten die Kochkünstlerinnen unter den Hausfrauen oft ganz auf Salz, weil sie über Jahrhunderte hinweg einen verfeinerten Sinn für den unermesslichen Reichtum ihrer eigenen exotischen Gewürze quasi vererbt bekommen haben. Bei uns hingegen beherrschten Salz, Pfeffer und Paprika lange Zeit das Gewürzsortiment im Küchenregal. Erst jetzt entdecken wir nach und nach die zahlreichen anderen Würzmöglichkeiten und merken, dass unser Geschmackssinn sie durchaus zu genießen weiß.

Dies bedeutet, dass die Natur reichen Einzug hält in unsere Küchen. Gefragt sind Kräuter und Gewürze aus aller Herren Länder. Kräuter sind im Prinzip gleichzeitig Gewürze – und praktisch zu einem Synonym für einen vollendeten Wohlgeschmack geworden. Befreit vom stereotypen Gleichmacher Salz, entfalten Gerichte den geschmacklichen Reichtum ihrer Inhaltsstoffe – so z. B. bei Hülsenfrüchten, Grüngemüse, Blatt-, Stängel-, Sprossen- und Blütengemüse, Salaten usw. Jetzt endlich darf also Brokkoli auch nach Brokkoli schmecken, Fenchel nach Fenchel oder Karotten nach Karotten. Der Zauber des jeweiligen Eigengeschmacks wird durch natürliche Kräuter und Gewürze nur hervorgehoben. Auf diesem Prinzip beruht jetzt auch die Haute Cuisine der großen Küchenchefs überall auf dieser Welt. Salz wird mehr und mehr verpönt – Sieger sind heimische und exotische Gewürze und Kräuter.

Endlich frei vom Tyrannen Salz!

Die Abkehr vom schnöden Natriumchlorid in seiner stets gleichen weiß-kristallinen Tafelsalzform kann zur enormen Bereicherung werden. Jetzt also mal gucken, was Supermärkte, Naturkostläden, Märkte und Reformhäuser so alles an Kräutern, Gewürzen und entsprechenden Mischungen zu bieten haben. Würzen bedeutet jetzt nicht mehr monotones Einerlei, denn Pfeffer und sogar neu entdeckte Gewürze oder Gewürzmischungen wie Curry, Ingwer oder Kardamom werden schließlich nicht zum alleinigen Geschmacksspender in der Küche. Nun öffnen sich gleich zwei verlockende Perspektiven in eine neue Welt des Genießens:

1. Der Streifzug durch das reiche, wohlbestellte Angebot an zahlreichen Kräutern und Gewürzen, die man oft nicht einmal vom Namen her kennt, besonders verlockend auf dem Wochenmarkt, und
2. die Verwendung dieser neu entdeckten, duftenden und aromatischen Naturgeschenke in der Küche.

Das Schöne daran: Mit dem Motto »Kräuter & Gewürze statt Salz« tun wir auch etwas für unsere Gesundheit. Da wird jede Mahlzeit zum belebenden Geschenk für unsere Zellen und unseren Stoffwechsel. Gehen also auch Sie auf Entdeckungsreise durch die verführerische Welt heimischer und fremdländischer Gewürze und Kräuter. Mischen, vermengen, komponieren dürfen Sie nach Herzenslust. Denn bei naturbelassenen Lebensmitteln gilt der Grundsatz: Alles passt zu allem – und mit der Zeit findet man heraus, welche Kombinationen man als besonders schmackhaft empfindet.

Auf den folgenden Seiten finden Sie eine Auflistung heimischer Kräuter und Gewürze, im nächsten Abschnitt dann eine Auflistung exotischer Gewürze und Kräuter aus fernen Ländern, die nun mehr und mehr auch unsere Küchen erobern.

Heimische Kräuter und Gewürze

Mild bis aromatisch	*Stark würzig bis scharf*
Basilikum	Bärlauch
Beifuß	Knoblauch
Bibernelle	Liebstöckel
Bohnenkraut	Majoran
Borretsch	Meerrettich
Dill	Melisse
Estragon	Minze
Fenchel	Rosmarin
Kresse	Senf
Kerbel	Thymian
Lavendel	Zwiebel
Oregano	
Petersilie	
Salbei	
Schafgarbe	
Sellerie	
Wacholderbeeren	

Exotische Kräuter & Gewürze

Anis
Cayennepfeffer
Chili
Curry
Galgant
Garcinia
Gewürznelken
Ingwer
Kalmus
Kardamom
Kassia
Knoblauch
Koriander
Kümmel
Kurkuma
Lorbeer
Muskat
Pfeffer
Piment
Safran
Sancho
Sesam
Shiso-Samen
Tamarinde
Vanille
Zimt

Unterschiedliche Geschmacks- und Duftnuancen

Die Natur liefert uns eine Mannigfaltigkeit unterschiedlicher Geschmacks- und Duftnuancen. Jedes Pflänzlein riecht und schmeckt anders, völlig unverwechselbar. Dabei sind Kräuter und Gewürze nichts anderes als Gemüse oder andere essbare Pflanzen. Sie haben nur ein viel stärkeres Aroma. Die Begriffe Kräuter und Gewürze lassen sich deshalb nicht trennen. Intensiven Geschmack oder Geruch entwickeln Pflanzen meist als Abwehr gegen Insekten und Parasiten, die ihnen dann möglichst nicht zu nahe kommen. Was für uns wundervoll duftet oder schmeckt – wie etwa Vanille oder Minze –, wirkt auf Kleinstlebewesen und auch auf Vögel abschreckend.

Kräuter und Gewürze sind übrigens oft mineralisch angereichert und deshalb reich an Salzen. Tiere in freier Natur decken ihren Salzbedarf aus dem übervollen Biostoffgemisch von Kräutern oder Blüten. Deshalb brauchen sie keinen Salzstreuer, um ein Leben lang gesund zu bleiben. Kräuter wie Thymian, Rosmarin oder Basilikum enthalten bis zu zweieinhalb Prozent Kalzium, einen wichtigen Transportstoff für Nervenzellen. Auf das weiße gesundheitsschädliche Kochsalz ganz verzichten, hochwertiges Stein- oder Meersalz sehr sparsam verwenden und dafür Kräuter und Gewürze zum Verfeinern von Speisen benutzen, bedeutet deshalb: Salz (fast ganz) aus der Küche verbannen – und ein Extraregal einrichten für die köstliche Gewürzvielfalt aus den paradiesischen Gärten dieser Welt.

KAPITEL 9:

Gesund ohne Salz: das große Ernährungsprogramm

- Selbsttest
- Vorschläge für ein gesundes, salzarmes Frühstück
- Wenn sich der Hunger zwischendurch meldet
- Was soll man mittags und abends essen?

Selbstversuch

Ein weitgehender Verzicht auf das weiße Verführungskristall Natriumchlorid kann schnell dazu führen, dass Befindlichkeitsstörungen oder auch Beschwerden abklingen bzw. einen milderen Verlauf nehmen. Denn immerhin ist zu viel Salz ja verantwortlich für zahlreiche Störungen in unserem Stoffwechsel und in unserem Organismus. Eine gute Nachricht: Während chemisch-synthetische Medikamente aus den Pharma-Labors der Arzneimittelhersteller oft erst spät eine Wirkung erzielen – wenn überhaupt –, hilft die Natur mit ihren in gesunden Nahrungsmitteln verpackten Biostoffdepots meist schnell.

Der Beweis dafür lässt sich oft schnell erbringen, manchmal innerhalb von 48 oder 72 Stunden. Haben Sie Übergewicht? Zu hohen Blutdruck? Sind Sie ständig müde? Machen Sie doch mal ganz einfach den Versuch:

- Essen Sie drei Tage lang keine stark gesalzenen und/oder fertig verpackten Lebensmittel aus dem Supermarkt.
- Gehen Sie am vierten Tag auf die Fußbodenwaage. Was zeigt die schwarze Nadel an?
- Lassen Sie vorher (bevor Sie drei Tage lang auf stark gesalzene Lebensmittel verzichten) und nachher Ihren

Blutdruck in der Apotheke messen. Das kostet nicht viel, vielleicht nur einen Euro, viele Apotheken bieten diesen Kundenservice auch kostenlos an.
- Beurteilen Sie nach diesen drei Tagen das subjektive Wohlbefinden. Fühlen Sie sich frischer? Leichter?

Auf den folgenden Seiten finden Sie verschiedene Vorschläge, wie Sie Ihren Speiseplan gesund und salzarm gestalten können. Vom Frühstück über Snacks, über das Mittagessen bis zur Abendmahlzeit. Versuchen Sie sich daran zu halten, möglichst über einen langen Zeitraum. Noch einmal zur Erinnerung: Wichtig ist es, Speisen grundsätzlich weitgehend mit Kräutern und Gewürzen zu verfeinern und schmackhaft zu machen. Und übrigens: Eine Messerspitze Salz ist bei jeder Mahlzeit erlaubt.

Zehn köstliche, kerngesunde Frühstücksideen

1. Vollkornbrötchen mit Butter, einem Ei, einer kleinen Tomate. Sechs Oliven, 50 Gramm Ziegen- oder Schafskäse, Gurkenscheibchen, Kümmel, Paprika
2. Gebratene Geflügelleber, Vollkorntoast
3. Vollkörnbrötchen, Butter, Räucherlachs, Dill
4. Mehrkornmüsli mit Obststückchen, Nüssen, Samen, Joghurt, gesüßt mit Ahornsirup, Honig oder Melasse
5. Pumpernickel mit Butter, Roastbeef oder kaltem Braten, Gewürzgurke oder Mixed Pickles
6. Halbe Avocado, mit Zitronensaft bespritzt, etwas Pfeffer darüber. Mit dem Löffel aus der Schale schaben.
7. Banane im Mixer mit Milch verquirlt, mit Honig gesüßt, dazu Pistazien- oder Sonnenblumenkerne
8. Mehrkornbrötchen, Butter, Krabben aus der Dose, eine Scheibe Ananas, Mangostückchen, im Glas serviert
9. Dinkelbrot, Butter, zwei Rühreier, Tomatenscheibchen, Pfeffer
10. Vollkorntoast, Butter, Kräuterkäse oder Quark

Zehn gesunde Snacks gegen den kleinen Hunger

1. Apfelreis mit Honig oder Ahornsirup gesüßt
2. Quark mit Apfelstückchen, Zimt und Honig
3. Vollkornbrot mit Butter, Rettichscheibchen
4. Handvoll Nüsse, Samen, Kerne
5. Kastanien oder Trockenfrüchte
6. Melonenscheibe mit magerem Schinken und Knäckebrot
7. Bohnensalat mit kleinen Stücken kaltem Braten, Zwiebeln, eine Scheibe Vollkorntoast
8. Pumpernickel mit Butter, mit Eischeibchen belegt, Diät-Mayonnaise
9. Tomate, mit Kräuterfrischkäse gefüllt, dazu Vollkornknäcke
10. Geraspelte Karotten, Pflanzenöl, Zitronensalz, Pfeffer

Mittags gibt's Gesundheit pur

Damit unsere rund 70 Billionen Körperzellen Tag für Tag auch ausreichend mit allen Nährstoffen gefüttert werden, die sie benötigen, brauchen wir genau jene Nahrungsmittel, wie sie die Natur hervorbringt – und zwar in einem ausgewogenen Mischverhältnis. Eiweiß (Protein) bildet gewissermaßen das Gerüst unseres Körpers, in Muskeln, Knochen, im Bindegewebe. Von proteinreicher Kost alleine können wir indes nicht leben, also etwa ausschließlich von Fisch oder Fleisch. Eine nur aus Kohlenhydraten bestehende Kost, wie z. B. Pasta oder weißer Reis, reicht unserem Gewebe ebenfalls nicht.

Damit Eiweiß, Kohlenhydrate und Fett auch richtig im Stoffwechsel verarbeitet werden, braucht unser Organismus vor allem Vitamine, Mineralien und Spurenelemente. Genau die stecken vorwiegend in Obst und Gemüse. Für Ihren Speiseplan mittags sollten Sie möglichst jeweils ein Lebensmittel aus den drei Nahrungsmittelgruppen auswählen. Sie finden die Nahrungsmittel in den folgenden Tabellen aufgelistet. Das Mittagessen sollte also aus einem Teil Proteine, einem Teil Kohlenhydrate und einem Teil Nährstoff- und Enzymspender zusammengesetz werden.

Gesunde Proteine finden Sie in Lebensmitteln wie

- Forelle,
- Seefisch, wie Kabeljau, Heilbutt, Makrele, Rotbarsch, Scholle,
- Räucherlachs,
- Krabben, Garnelen,
- mageres Fleisch,
- Geflügel (ohne Haut, die ist eine »Cholesterin-Bombe«),
- Wild,
- Tofu-Produkte (z. B. als Schnitzel, Gulasch),
- Eier.

Komplexe Kohlenhydrate finden Sie in Lebensmitteln wie

- Naturreis,
- Vollkornnudeln,
- Kartoffeln (Bio, mit Schale),
- alle Getreidesorten,
- Hirse,
- Buchweizen,
- Grünkern,
- Mais.

Viele Vitamine & Mineralstoffe finden Sie in Lebensmitteln wie

- Hülsenfrüchte, wie Linsen, Erbsen, Bohnen, Sojabohnen,
- alle Gemüsesorten,
- Salat,
- Pilze,
- alle Obstarten,
- Algen,
- Oliven,
- Avocado,
- Schafs- und Ziegenkäse,
- Joghurt, Frischkäse.

Abends nährstoffreich essen: zehn Vorschläge

1. Tofu-Würstchen mit Kräutersoße, Vollkorntoast, Butter
2. Leckerer Rohkostteller mit Thunfisch, Roastbeefstreifen oder Eischeibchen, Knäckebrot
3. Shrimps-Cocktail mit Diät-Mayonnaise, Papaya-Stückchen, Vollkorntoast
4. Mozzarella mit Tomaten, in Scheibchen und geschichtet, Basilikum, Essig, Pflanzenöl, Vollkornbrötchen
5. Mit Kräutern und Gewürzen pikant angerichtetes Tatar, Butter, Vollkorntoast
6. Forellenfilet mit Meerrettich, Butter, Pumpernickel
7. Backkartoffel in Alufolie, Kräuterquark. Mehrkornbrötchen
8. Tomaten-Mais-Salat mit Zwiebeln und Petersilie, Joghurtsoße, Butter, Vollkorntoast
9. Tofu-Schnitzel mit gedünsteten Tomaten, Kräuter-Dip, Knäckebrot
10. Vollkornpfannkuchen mit Nüssen, Rosinen und Ahornsirup

Kleine Portionen, nicht zu spät zu Abend essen

Verzichten sollte man auf Wurst, fetten Käse, fettes Fleisch, alles Süße und auf süße Getränke. Fisch- und Fleischgerichte müssen nicht größer sein als 70 bis 80 Gramm, das Riesenschweineschnitzel, das über den Tellerrand hinausragt, liefert dem Organismus zu viele Proteine. Zu viel Eiweiß verbleibt oft unverdaut im Darm und sorgt für Blähungen, Verstopfung oder Durchfall und belastet außerdem die Nieren. Das Abendessen sollte man nach Möglichkeit nicht nach 19 Uhr einnehmen. Schwere Gerichte zu später Stunde mag unser Kreislauf gar nicht, sie werden meist schlecht verdaut. Eine Folge davon können Schlafstörungen sein, weil der Energieaufwand für die enzymatische Zersetzung des Nahrungsbreis sehr groß ist.

ANHANG

Nützliche Adressen

Bundeszentrale für gesundheitliche Aufklärung
Ostmerheimer Straße 220
51109 Köln
Tel.: 0221/89920
Internet: www.bzga.de

Deutsche Gesellschaft für Ernährung
Godesberger Allee 18
53175 Bonn
Tel.: 0228/3776600
Internet: www.dge.de

Bundesforschungsanstalt für Ernährung
Haid-und-Neu-Straße 9
76131 Karlsruhe
Tel.: 0721/6625
Internet: www.bfa-ernaehrung.de

Bundesinstitut für Verbraucherschutz, Ernährung und Landwirtschaft
Rochusstraße 1
53123 Bonn
Tel.: 0228/5290
Internet: www.verbraucherministerium.de

Deutsche Hochdruckliga
Berliner Straße 46
69120 Heidelberg
Tel.: 06221/588550
Internet: hochdruckliga@t-online.de

Deutsche Diabetes-Gesellschaft e.V.
Bürkle-de-la-Camp-Platz 1/44789 Bochum
Tel.: 0234/9788921
Internet: www.deutsche-diabetes-gesellschaft.de

Gesellschaft für Nephrologie
Berliner Straße 46
69120 Heidelberg
Tel.: 06221/655653
Internet: www.nierengesellschaft.de

Forschungsinstitut für Kinderernährung
Heinstück 11
44225 Dortmund
Tel.: 0231/7922100
Internet: www.fke-do.de

Deutsche Gesellschaft für Ganzheitliche Augenheilkunde e.V.
Hospitalstraße 8
97877 Wertheim
Tel.: 09342/23407
www.ophthalmologie.de

Deutsche Adipositas-Gesellschaft e.V.
Waldklausenweg 20
81377 München
Tel.: 089/71048358
Internet: www.adipositas-gesellschaft.de

Register